口腔百问专家金答丛书

口腔疾病与种植修复200问

口腔健康，微笑常在

总主编 蒋泽先 叶平 刘炳华

西安交通大学出版社
XI'AN JIAOTONG UNIVERSITY PRESS

国家一级出版社
全国百佳图书出版单位

图书在版编目(CIP)数据

口腔疾病与种植修复 200 问 / 蒋泽先,叶平,刘炳华总主编. — 西安:西安交通大学
出版社,2021.6
（口腔百问专家金答）
ISBN 978-7-5693-0425-1

Ⅰ.①口… Ⅱ.①蒋… ②叶… ③刘… Ⅲ.①口腔疾病—防治—问题解答
②种植牙—口腔外科学—问题解答 Ⅳ.①R78-44

中国版本图书馆 CIP 数据核字（2020）第 194522 号

书　　　名	口腔疾病与种植修复 200 问
总 主 编	蒋泽先　叶　平　刘炳华
责任编辑	赵文娟
责任校对	邓　瑞
出版发行	西安交通大学出版社
	（西安市兴庆南路 1 号　邮政编码 710048）
网　　址	http://www.xjtupress.com
电　　话	（029）82667874 82668357（市场营销中心）
	（029）82668315（总编办）
传　　真	（029）82668280
印　　刷	陕西金德佳印务有限公司
开　　本	720mm×1000mm　1/16　印张　11.75　字数　145 千字
版次印次	2021 年 6 月第 1 版　2021 年 6 月第 1 次印刷
书　　号	ISBN 978-7-5693-0425-1
定　　价	29.80 元

如发现印装质量问题,请与本社市场营销中心联系、调换。
订购热线:（029）82665248　（029）82665249
投稿热线:（029）82668805

编　委　会

口腔疾病预防与治疗篇

主　　编：刘炳华　曾　昕

编写人员：

蒋泽先(南昌大学第一附属医院)

叶　平(江西泰康拜博口腔医院)

聂金平(江西泰康拜博口腔医院)

芮　瑞(江西泰康拜博口腔医院)

刘炳华(九江中山口腔医院)

张　鹏(九江中山口腔医院)

曾　昕(南昌美亚口腔)

蒋李懿(广东省口腔医院)

王　颖(浙江医科大学)

牙修复与牙种植篇

主　　编：叶　平　谢　晨　肖　梁

编写人员：

蒋泽先（南昌大学第一附属医院）

叶　平（江西泰康拜博口腔医院）

谢　晨（江西泰康拜博口腔医院）

芮　瑞（江西泰康拜博口腔医院）

肖　梁（九江中山口腔医院）

梅　浩（九江中山口腔医院）

冷　斌（曾就职于中国科学院大学杭州口腔医院）

王　颖（浙江医科大学）

总序

有一句俗语说:牙痛不是病,痛起来真要命!

以前人们牙齿有问题大都去找路边摆摊的赤脚医生。在上海把这种牙医摆的地摊叫"大洋伞",就是撑起一把大洋伞,伞下拉开一张油布,放着拔出来的大大小小的牙齿,油布后方放一张靠背椅,吆喝吆喝就有人坐到椅子上拔牙;或行"立等可取"的镶牙,取个模、填个料,牙齿就戴进嘴里了。那时很多人对口腔卫生与牙病不重视。可不要忘记牙刷是中国人发明的。至今一些乡镇还有很多人依赖路边游医看牙,装牙。在城市里,甚至一些知识分子对牙病也不重视。人们对牙病的认识误区表现在以下几点。

(1)牙齿痛不去治疗,不愿保留患牙,一拔了之。还美其名曰:斩草除根,永绝后患。觉得拔几个牙没关系,口腔里反正还有牙齿。不愿去修复缺失牙,对缺牙的危害性一无所知。

(2)牙痛时,自己买几颗"消炎药"或"止痛片"吃,而不会去找医生治疗。深受"牙痛不是病"的错误观念影响,甚至相信"虫牙有虫""火牙有火"一说。

(3)牙齿有病不重视,如牙龈出血、牙齿酸痛、牙龈萎缩等。对牙齿保健的认识存在许多误区,如洁牙会使牙齿松动、月子里不刷牙等。

(4)牙是母亲给的,不能拔牙,拔一颗松一颗。

世界卫生组织把对牙的认识与爱护视为一个国家国民健康程度与文明素质的象征,极力普及口腔疾病知识。我国对牙医的学历要求很高:医学专业毕业后还要进行住院医师规范化培训三年才能从事临床工作。

　　那么牙齿的重要性体现在哪里?仅仅是咀嚼吃饭吗?牙齿除担负咀嚼作用,还担负着发音、语言及保持面部正常形态的功能。灿烂的微笑最能显示牙齿的作用。民间有"缺齿说话漏风"之说。缺牙使脸部松垮塌陷,嘴唇扁平,长期没有牙齿的充分咀嚼还会导致胃病、颞下颌关节病、面部肌肉异常。

　　口腔疾病还与全身系统疾病密切相关。全身性疾病易导致口腔疾病,如糖尿病患者易患牙周病致全口牙齿松动、脱落,慢性肝病致牙龈出血,血液病早期表现也会有牙龈出血。反之,口腔疾患与全身疾病也息息相关,如儿童牙病常与肾炎相关,牙痛会致心肌炎,口腔炎症会致颌骨骨髓炎甚至菌血症的发生,牙痛会使血压升高,诱发心梗,等等。

　　口腔内残根、残冠(俗称"烂牙""断牙")刮伤舌、颊黏膜会出现白斑,长期的刺激会使白斑癌变,即口腔癌。口腔癌发病率较高,约占全身肿瘤的5%,却往往不被重视,就医时已错过最佳治疗时期。

　　一句话,牙齿很重要!爱护牙齿、预防牙病的知识有必要进行普及,于是就有了这套丛书。

　　这套丛书包括四个方面的内容:口腔疾病与种植修复、儿童牙病与正畸美牙、老年口腔病预防、口腔肿瘤预防与早期发现。

　　我从事口腔临床、教学与科研工作50余年,撰写出版医学专著7本,医学科普书籍70余本。这看似简单的小手册,我邀请了经验丰富的教授、主任医师、博士、硕士们,他们是江西泰康拜博口腔医院的叶平教授、聂金平副主任医师、谢晨主治医师、芮瑞主治医师，九江中山口腔医院的刘炳华副主任医师、肖梁主治医师、张鹏主治医师、梅浩医师，南昌美亚口腔的曾昕副主任医师，广东省口腔医院的蒋李懿主任医师，曾就职于中国科学院大学杭州口腔医院的冷斌博士，浙江医科大学的王颖博士。他们用通俗的语言介绍了预防牙病、治疗牙病的知识，介绍了新的前沿技术。此外本书还包含了口腔科（尤其是牙科）常用材料的知识。

本书参考了权威的口腔本科教材（《牙周病学》《口腔黏膜病学》《牙体牙髓病学》《口腔预防医学》等）。由于本书主要是面对非口腔医学的读者，意在口腔基础知识的科普，部分基础知识的分类不同于教科书，部分问题和答案较为口语化，没有过多涉及专业词汇。

需要特别说明一点：同一种疾病在不同阶段、不同个体可能会表现出不同的症状；而有时虽然疾病表现的症状相同，可真正的病因却是不同的！所以疾病最终的确诊需要专科医生详细的临床检查和对患者口腔情况的综合判断。万不可仅凭书的内容自我诊断或治疗，以免贻误病情。

读了这套丛书，就会有爱牙护牙的意识与知识；接受了这些知识，就能在面对无数"牙科诊所"时进行优劣辨识。最终形成爱护牙齿的意识，拥有口腔健康自然容颜靓丽，自信与微笑常在。

这就是作者编写这套丛书的目的。感谢您阅读这套丛书。

蒋泽先

于南昌慕容一亚斋

2020 年禁足自封的日子

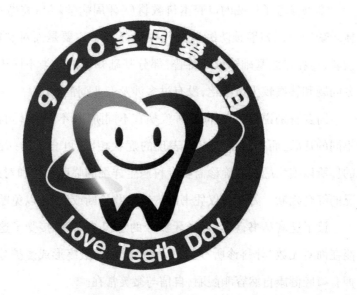

专家寄语

......

　　小小的一颗牙齿,当在口腔里工作时无法引起主人的重视,可一旦发了"小脾气",会让主人痛得吃不下饭,睡不着觉,甚至消炎药、漱口液也不管用,一不小心还可能永远下岗!

　　虽然是一劳永逸,可一旦失去一颗牙,整个口颌系统的咀嚼功能就会受到影响。更为严重的是,留在口腔里的牙齿,主人平时没有当回事,殊不知尖锐的牙尖可能会"磨"出口腔癌! 这不是危言耸听。口腔癌占全身癌症的3%～5%:包括舌癌、颊癌、口底癌、腭癌、唇癌、舌咽癌、牙龈癌等。这些癌症的发生与牙齿有很大关系。如残根后边缘锐利如刀,不良修复体导致的创伤性溃疡未及时治疗,或经久不愈就可能是癌前病变。当口腔黏膜出现网状斑纹、白色肿块和溃疡就可能是癌变了。所以,口腔健康不仅是牙齿健康,还涉及口腔黏膜健康和全身健康。

　　口腔健康还往往与全身性疾病密切相关。

　　如果牙齿龋坏不在意,严重的龋坏可以引起眶下间隙的感染,造成骨髓炎;

　　牙周病与糖尿病密切相关,牙周病久治不愈,要查查空腹与餐后血糖;

　　牙痛会诱发心绞痛,口腔感染会引发肾炎。

　　小牙齿,大世界;小口腔,大健康! 口腔健康对保证全身健康、提高生活质量有着极为重要的意义。重视口腔健康,也是在对自己的生命负责!

亲爱的朋友,当你打开这本书,不论是为了找寻答案还是为了了解口腔保健知识,你都正走在通往口腔健康的道路上!如果这本书能对你有所帮助,我们会感到无比欣慰!

由于编者水平和知识有限,缺点和错误在所难免。在此诚恳地希望读者朋友提出批评和建议,并深表感谢!

中华口腔医学会民营专业委员会常务委员

中国医师协会口腔医师分会(民营)委员

江西省口腔医学会民营专业委员会候任主任委员

刘炳华

于九江中山口腔医院

2020 年底

专家寄语

．．．．．

年纪大了,想吃点脆香的零食,可惜没有牙,怎么办?

年轻人不幸摔伤了几颗牙,发音不清晰,影响美观,怎么办?

大家都会说:"镶牙呀!"

那么该如何选择适合的义齿(俗称假牙)材料和义齿类型呢?

上网查?电话咨询?谁的回答最权威?最适合自己?

于是,想到写这本书。

我从医 30 余年,从事种植牙医学 20 余年,已为 10000 余位患者进行了种植牙术,已完成种植体 20000 余颗,患者最低年龄 16 岁,最大年龄 84 岁,单个人最多种植 16 颗。成功与满意是医患双方最大的欣慰。

通常患者都会提出各种问题,我都一一回答。问题来自各个方面,我对这些问题分门别类进行整理,用通俗易懂的语言表达出来,于是就有了这本小手册。

我们的目的:一是为病友解惑,缺失牙后,为什么要镶牙?在众多缺失牙修复方法中,种植牙这种修复方法有什么好处?什么人适用?什么人不适用?

二是为病友澄清首选种植牙说法的失误,不是所有人都适合种植牙,一些人因健康问题不能采取种植牙,一些人因牙槽条件差不适合种植牙,如牙槽过度萎缩。

三是讲述一点知识,如何选择种植牙的医院和医生,如何爱护好自己的种植牙,使健康与种植牙同在。

这部分内容包括:牙缺失修复的各种方法、牙种植的口腔基础、种植牙的原理、种植牙手术的简单介绍、种植牙的自我选择、种植牙的自我护理等诸多知识。人通常最厌恶一个"假"字,唯独这假牙要做得"以假乱真",那么,怎么认识假牙,让假牙有益于我们的健康呢? 希望这本书成为你选择修复牙与种植牙时的参谋,维护种植牙健康的帮手,沟通医患情感的桥梁。感谢你翻开这本书。当你往下读的时候,我们就成了朋友。

中华口腔医学会口腔种植专业委员会常务委员

江西省口腔医学会种植专业委员会第一任主任委员

叶　平

于南昌

2020 年底

目
录

......

下篇　牙修复与牙种植 089

口腔疾病预防与治疗

◆◆ 趣味讲述：口腔健康，全身健康 ◆◆

　　谁都知道牙齿长在口腔里，是用来咀嚼和说话的，可是，大多数人却不知道牙齿是如何进行工作的。其实，牙齿也是一个团队，它们各自有各自的位置与名称，并与颌骨、肌肉、黏膜、神经、颞下颌关节组成一个团队，医学上叫口颌系统。当一颗牙齿坏了，整个口颌系统都会受到影响，比如说龋齿"烂"到了牙髓腔的位置，就会侵犯神经产生疼痛。俗话说"牙痛不是病，痛起来就要命"指的是牙神经的疼痛。再往下"烂"，会造成根端囊肿、骨髓炎，甚至肌肉、皮肤一起发炎，医学上叫颌面部间隙感染。牙齿经常发炎，会致口腔有异味而影响交际。另外，需要注意的是，幽门螺杆菌阳性患者，口腔常有异味，需要做胃肠道全面体检，并在消化内科医生的指导下进行治疗。牙病严重时，可致菌血症、高热、张口受限、上下颌不能咀嚼。如果是老年人，或伴有糖尿病、心脏病者，还会威胁到生命。反之，长期患牙病的人，尤其是严重的牙周病患者，有可能患有糖尿病，牙齿会一颗颗松动，逐渐脱落。失牙过多会造成咀嚼功能丧失，还会致颞下颌关节病、面部变形、面部肌肉松弛或萎缩。偏咀嚼会导致一边脸大，一边脸小。所以一口好牙不仅仅意味着容颜更美丽，更重要的是意味着良好的咀嚼系统，从而维护消化系统的健康。所以，2017 年 9 月 20 日全国爱牙日的主题是"口腔健康，全身健康"。同样，全身健康与口腔健康密切相关。因此，关爱健康从爱牙开始，也就是"从齿开始"。

1 ▶ 牙齿有什么与众不同的结构?

中医学称"齿为骨之余"。骨是人体中最坚硬的组织,而牙齿在骨中最为坚硬。牙齿的结构真有点与众不同。

从组织学上讲,每颗牙齿均由三种硬组织(牙釉质、牙本质、牙骨质)和一种软组织(牙髓)构成(见下图)。

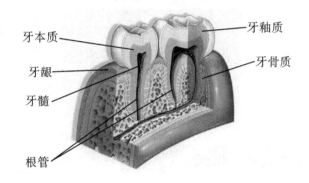

牙体解剖

(1)牙釉质:覆盖于牙冠表层,呈半透明的白色。它是全身中最坚硬的矿化组织,能够抵抗一定的咀嚼压力和摩擦力。

(2)牙骨质:覆盖于牙根表面的黄色钙化组织。牙骨质是维持牙和牙周组织联系的重要机构。

(3)牙本质:是构成牙主体的淡黄色硬组织,位于牙釉质和牙骨质的内侧。其主要功能为保护牙髓和滋养位于其表面的牙釉质和牙骨质。

(4)牙髓:为位于牙本质构成的髓腔内部的疏松结缔组织。牙髓具有形成牙本质、营养、感觉、修复的功能。

牙釉质在发育过程中会形成多种多样的凹陷形态,包括窝(不规则的凹陷类似于盆地)、沟(位于窝底部细长形的凹陷)、点隙(多条沟的汇集点或沟的末端形成的点状凹陷,见下图)。

牙齿如果没有以上结构，人类就无法行使咀嚼的功能。牙齿上下和彼此之间协调工作可以对食物进行切割、捣碎、磨细，以便人体对食物进一步消化，同时又能刺激颌面部正常生长发育，促进牙周组织的健康。牙齿还有辅助发音、保持面部形态协调及美观方面的重要作用。

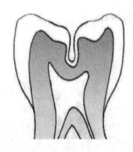

点隙

2 ❯ 什么叫根管？

牙根部的牙髓腔称为根管（见下图）。牙髓充布于牙髓腔内，牙髓中的血管、神经及淋巴管通过牙根尖部的小孔与牙周组织相连通。当牙齿发炎

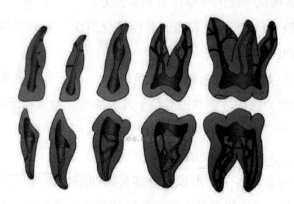

各类型根管

时,血管扩张压迫神经,产生疼痛。人们含冷水时,血管收缩,使疼痛会有一点缓解就是这个道理。根管形态复杂,变异情况多样,在同一个人的口腔中左右对称的牙齿,根管也不完全一样。牙病保留牙齿的治疗最常用的方法就是根管治疗。

3 牙齿是怎样"栽"在牙槽骨里的?

所有牙齿的牙根借助坚韧的牙周膜牢固地附着于牙槽骨中。牙周膜就是牙齿外面的一层膜,诚如鸡蛋壳下的鸡蛋膜那样。牙周膜、牙骨质、牙槽骨和牙龈构成了牙齿的支持组织,总称为牙周组织。

牙齿的结构决定着它的功能,牙髓通过血管依靠血液提供的营养物质滋养牙本质。坚韧的牙本质又可使牙釉质坚硬,为行使咀嚼功能提供支持力,而咀嚼刺激能促进牙周组织的健康。

4 人的一生共有几副牙齿?

人的一生共有两副牙齿,即乳牙和恒牙(见下页图)。婴儿出生后6个月左右开始萌出乳牙,大约到2岁时所有乳牙全部萌出,乳牙的知识及常见问题详见本丛书儿童牙病相关内容。

恒牙是人类的第二副牙齿,儿童自6~7岁开始萌出第一颗恒牙,至12~13岁时,所有乳牙将被替换为恒牙。

恒牙的牙胚位于乳牙的舌侧,恒牙通过逐步吸收乳牙的牙根而萌出于口腔。若无其他异常情况,恒牙将永久存在于口腔内。在发生疾患、意外损伤脱落后,将再无自体牙齿可替代。

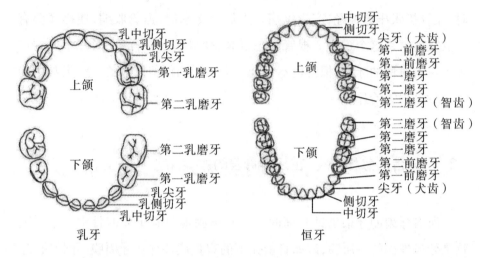

乳牙与恒牙

5 ▶ 人通常有几颗牙齿?

牙齿根据在口腔中存在时间的长短,可分为乳牙列和恒牙列。

乳牙自婴儿出生后约 6 个月开始萌出,至 2 岁左右完全萌出,左右对称,共 20 颗。

在乳牙脱落后,恒牙萌出。现代人第三磨牙有退化的趋势,因此恒牙数在 28 ~ 32 颗均是正常的。

部分人口腔内肉眼可见的恒牙仅有 28 颗,但这并不代表口腔内一定不存在第三磨牙(俗称"智齿")。智齿有可能会因为下颌骨骨量不足发生阻生或已经形成含牙囊肿而"埋伏"于下颌骨内,无法萌出。这种情况可以通过拍摄口腔曲面断层片(俗称口腔全景片)或做曲面重建成像电子计算机断层扫描(口腔锥形术 CT,CBCT)检查口腔内是否存在智齿,以便及时处理"埋伏"的牙齿带来的隐患。更有例外的是,上下颌骨还可以有"多生牙",即牙齿数为 33 或 34 颗。有两种情况:一是"终身埋伏",二是时而发炎形成囊肿,即一种良性肿瘤。

◆◆ 趣味讲述：不同位置牙齿的任务不同 ◆◆

颌弓内不同位置的牙齿承担不同的任务，其名字与作用有一定的相关性。开口一笑时能被看到的最中间的牙齿叫门牙，上、下各四枚，共八枚，学名叫切牙，分为中切牙、侧切牙。顾名思义，它的主要作用是守门与切割，如嗑瓜子、啃西瓜，以及保证发唇齿音时的准确，并且不至于说话时唾沫横飞。其次就是美观的功能了，灿烂一笑也好，莞尔一笑也好，都是在展现门牙的风采。门牙左右各往后推移的两颗牙齿叫犬牙，上、下、左、右共四颗，也叫虎牙、狗牙，学名尖牙；这四枚牙齿有撕裂较硬食物的作用，如啃鸡腿、撕羊肉。这都是力气活儿，所以尖牙在整个牙列里根最长，最稳定，"埋伏"得最深；有些传统思想认为，上颌两枚犬牙突出应拔除，医生认为这两颗牙是万万不能拔的。因为它们有支撑的作用，一旦拔除面部因为缺少支撑而塌陷会显得非常苍老。再往后是前磨牙，又称双尖牙，上、下、左、右各两颗，共八颗，连着尖牙和磨牙，它们处在一个转折的位置，起着配合尖牙和磨牙的作用，尽管在口腔内作用不算太大，但是在刷牙时承担着前牙和后牙的双重摩擦力量，所以它们的颈部磨耗是最多的。有一种病叫楔状缺损，牙齿遇冷、热有酸痛感，那就是刷牙力量太大、方法不对造成的。正因为它们作用不太大，在牙列拥挤选择正畸治疗时总是选它们作为牺牲品而首选被拔除。它们过早的"下岗"，常使正畸患者不理解。它们"下岗"的目的是腾出位置来让已经拥挤但功能更重要的牙齿排整齐，可以更好地发挥作用。紧挨着双尖牙的牙齿学名叫第一恒磨牙，简称第一磨牙，承担着口腔内最重要的咀嚼任务，六岁时萌出，也称为"六龄齿"。它们诞生最早，工作最累，最容易受到损害，常见的一是龋病，俗称"虫牙"；二是磨损，常表现为牙齿敏感；三是牙周病，牙齿松动脱落。磨牙上、下、左、右各两枚，总共八枚。磨牙咀嚼食物可以刺激唾液分泌，还能刺激颌骨的正常发育，还可促进牙周组织的健康，起着其他牙齿不可替代的作用。最后是智齿,俗称尽根牙或顶根牙,是最不起作用的牙,也被称为"退化之齿"。如果智齿经常发炎,建议劝其"下岗",顺便给一个忠告,凡是准备当妈妈的人需要尽早拔除智齿,以免在孕期造成痛苦。所以正常人的牙齿个数是 28~32 枚。

很多动物牙齿数目超多。1.5 亿万年前,有一种恐龙叫鸭嘴龙,嘴巴里长了两千多颗牙齿。牙齿的退化与进化并存。比如鲨鱼的牙齿是同形牙、多牙列,牙外形为三角形扁平体,是最低级的牙齿,此后进化到异型牙。老虎就是异型牙,老虎的第三尖牙,长度有 6 cm,老虎牙齿一用力,牛颈都可以被咬断。人类随着进化,下颌骨变小,牙齿数目减少,颌骨缩小,成了异型牙、单牙列,每颗牙都有了明确的分工。

6 牙齿萌出有固定的顺序吗?

牙齿萌出是有一定的顺序的。

一般情况下,乳牙列的萌出顺序为:乳中切牙(出生后 6~12 个月),乳侧切牙(出生后 9~13 个月),第一乳磨牙(出生后 14~18 个月),乳尖牙(出生后 16~22 个月),第二乳磨牙(出生后 25~33 个月)。下颌牙多早于上颌同名牙萌出于口腔内。乳牙的萌出会受牙及牙周组织的生长情况、全身健康情况,以及内分泌情况的影响而发生异常。

恒牙也具有一定的萌出顺序。上颌多为:第一磨牙(6~7 岁),中切牙(7~8 岁),侧切牙(8~9 岁),第一前磨牙(10~11 岁),尖牙(11~12 岁)或第二前磨牙(10~12 岁),第二磨牙(12~13 岁);下颌常见:第一磨牙(6~7 岁),中切牙(6~7 岁),侧切牙(7~8 岁),尖牙(9~10 岁),第一前磨牙(10~12 岁),第二前磨牙(11~12 岁),第二磨牙(11~13 岁)。

通常智齿总是最后一个萌出。萌出时间多为 18～30 岁。

7　乳牙脱落后恒牙未及时萌出应该怎么办？

若牙齿未按正常顺序、超过正常时间段或对侧的同名牙齿萌出 1～2 月后本侧牙齿仍未萌出，家长需要携幼儿及时就医。

多种原因或联合作用会导致牙齿萌出时间晚于正常，譬如营养不良、先天性牙胚缺失、含牙囊肿、乳牙过早缺失导致牙龈肥厚，以及唐氏综合征等一些遗传性疾病，均可导致牙齿缺失、牙齿晚萌。医生会根据儿童具体的口腔检查情况，作出诊断并采取相应的治疗方案。

8　脱落的乳牙没有牙根是正常现象吗？

这是正常现象。

前面已经讲过：部分恒牙的牙胚是位于乳牙的舌侧，并在钙化及萌出过程中通过牙囊逐步吸收乳牙的牙根。正常情况下，乳牙的牙根会被恒牙完全吸收，同时乳牙的牙根既能为恒牙的顺利萌出提供一个畅通的萌出通道，又能增加恒牙牙冠的钙化程度。所以，正常脱落的乳牙是没有牙根的。

有些小朋友，在萌出的恒牙周围可见一些尖锐的骨质碎片或松动的类似牙尖样的坚硬物质，这极有可能是未完全吸收并残留于口腔内的乳牙牙根。为防止刮伤舌头及口腔黏膜组织，残留的乳牙牙根应及时拔除。

9　乳牙发生龋坏或者过早脱落，需要处理吗？

有家长认为恒牙是要用上一辈子的牙齿，乳牙只是口腔内的"临时工",即使乳牙提前"下岗",也有备用的恒牙代替它的位置,所以乳牙的疾病不用治疗也应该不会产生太大问题。

这种观点是错误的!

乳牙最终将被替换成恒牙(见下图),但它存在于口腔内的时期正值儿童快速生长发育的阶段。健康完整的乳牙列能够发挥正常的咀嚼功能,保障食物消化和促进营养的吸收,还可以保证儿童颌面骨骼的正常生长发育,同时还有利于孩子准确发音的形成。

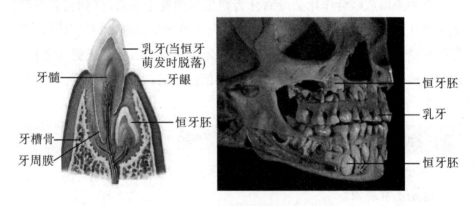

乳牙、恒牙的更替

其次,乳牙在口腔中可存在短则 5 ~ 6 年,长则可达 10 余年,它的存在能引导恒牙正常萌出,使儿童获得健康并受用终生的恒牙。若乳牙因龋坏、牙髓炎症、根尖炎症等过早缺失而间接引起缺牙两侧的牙齿向着缺牙的间隙倾斜,会导致继发的恒牙无萌出位置而发生牙列拥挤;乳牙炎症感染下方的恒牙牙胚可直接导致恒牙釉质发育不良,形成含牙囊肿而使恒牙无法正常萌出于口腔内。

乳牙除了对局部口颌系统有影响外,还会引起其他部位的疾病。曾有一名儿童因上颌乳牙的炎症未及时治愈而致颌面部间隙的感染,继而引发眼睛感染而失明。

除此之外,龋坏、残缺的牙齿亦会影响儿童的心理健康。很多患有急性龋的儿童因全口乳牙有大面积、黑色的龋坏部位而不喜欢说话、不喜欢微笑,时间久了会造成儿童自卑的性格。因此,乳牙虽然在口腔内存留的时间不长,但是一旦出现龋齿或过早缺失,应尽早处理。

10 除牙齿外口腔内还有哪些组织?

口腔是消化系统的起始部位,除了有坚硬的牙齿和上、下颌骨以外,还有唇、颊、舌、唾液腺及肌肉等软组织。它们共同完成咀嚼、语言等基本功能,并维持颌面部的正常形态。

舌是口腔内重要的器官,参与味觉感受,协调语言、咀嚼、吞咽及吮吸等功能活动。舌体表面共有四种不同类型的舌乳头:呈天鹅绒状的丝状乳头、小而红的菌状乳头、位于舌体侧缘长条状的叶状乳头和位于界沟前方体积最大的菌状乳头。

如下图所示,上抬舌体后,可见舌系带、舌下肉阜等解剖结构。舌下肉阜为舌下腺、下颌下腺导管的开口。

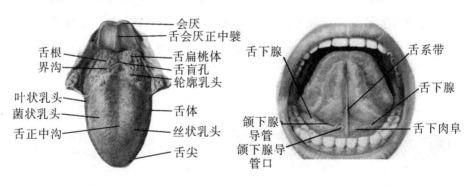

舌体组织及舌下区

11　口腔健康与全身健康有什么关系?

口腔健康与全身健康密切相关。目前我国能达到口腔健康标准的人不足总人口的1%！口腔疾患是一个严重的公共卫生问题,需要我们积极防治。

世界卫生组织(WHO)曾制订口腔健康的 5 大标准:牙齿清洁、无龋洞、无疼痛感、牙龈颜色正常、无出血现象。

口腔疾病可直接或间接影响全身健康,是部分系统性疾病的催化剂、加速剂。譬如龋病、牙周疾病等会破坏牙齿硬组织和牙齿周围支持组织,除影响咀嚼、美观等功能外,还会引起社会交往困难和心理障碍。某些微生物长期存在于口腔中,可诱发或加剧某些全身性疾病如冠心病、糖尿病等,危害全身健康。

同时口腔又是人体的无声警报系统,部分全身性疾病会在口腔中表现出各种早期症状。正是因为如此,我国古代行医者在诊断疾病时会先行查看患者的口腔情况。例如糖尿病患者抗感染能力下降,常伴发牙周炎、拔牙伤口难以愈合;艾滋病患者早期会出现口腔病损,如口腔念珠菌病、毛状白斑、卡波济肉瘤等。

12　牙齿是越白越好吗?

在一些人的审美观念中,牙齿是越白越美,越白越好。甚至一些人为了追求牙齿美白不惜进行各种牙齿美白治疗。

　　牙齿的颜色是由牙齿的生理结构决定的。牙齿外层为高度钙化的半透明色的牙釉质,而内层为钙化度稍低的黄色的牙本质。釉质的钙化程度越高,釉质就越透明。牙本质的颜色透过半透明色的牙釉质,使牙体看起来呈略微的浅黄色。这是正常现象。釉质的钙化度低时,釉质的透明度就差,相对而言,牙齿会呈现乳白色。

　　所以,牙齿不是越白越好,不必过分追求牙齿的美白,只有当牙齿的颜色过深影响美观时,才需要采取一定的治疗手段。

13 舌根两侧有突起,是肿瘤吗? 舌体感觉异常是怎么回事?

　　舌体后部两侧呈长条状的隆起,医学上称为叶状乳头;舌体后部有隆起叫轮廓乳头,一般较大、呈圆形,这两种都是舌体的正常组织。由于其隆起于舌体表面,常常被误认为是肿瘤。非口腔科医师有时会诊断为滤泡增生或淋巴结增生,所以要请口腔科医师根据患者口腔内情况作出准确诊断,若是肿瘤可以及早解决问题,若非肿瘤可以彻底消除患者的疑虑。

　　能引起舌体感觉、味觉异常的原因有很多,譬如舍格伦综合征,为自身免疫性疾病;如灼口综合征,常由更年期体内激素分泌水平改变或心理因素引起;还有全身性疾病如恶性贫血、缺铁性贫血等导致的萎缩性舌炎等。反之,舌体感觉异常也有可能预示身体出现某些疾病:舌体发麻还有可能是缺血性脑血管病的征兆;舌绛红往往意味着贫血或缺乏维生素 B_{12}。所以,部分患者就诊时需要进行一些血液、免疫学等检查以便准确诊断。

◆◆ 趣味讲述：龋齿与补牙 ◆◆

龋齿，又称龋病，是常见的口腔疾病，俗称蛀牙、虫牙。中国在 20 世纪 70 年代还有捉"牙虫"的"地摊医生"。"牙虫"即西医上所指的"细菌"。在距今约六千年前的江苏邳州市大墩子新石器遗址中，就发现了许多患有龋齿和牙周病的人的骨骼。在科学并不发达的古代社会，人们隐约意识到牙疼可能是由于某种小虫子在作怪。隋代医学家巢元方等人于 7 世纪初完成的《诸病源候总论》，是一部专门研究各种疾病病因及证候的中医经典著作。该书写道，牙痛的病因有两种，一种是由于"髓气不足，阳明脉虚"；另一种则是由牙虫引起的，"虫食于牙齿，则齿根有孔，虫居其间，又传受余齿，亦皆疼痛。"书中还写道，对于第一种原因引起的牙痛，可以用针灸来治疗，但对于第二种牙痛，只能用药物把牙虫杀死，才能止住疼痛。既然牙痛是牙虫造成的，那么捕杀牙虫就成了治疗牙痛的关键。人们在长期的实践中总结出了多种治牙虫的方法。

早在两千多年前，《诗经·卫风·硕人》中形容美女牙齿"齿如瓠犀"，即指牙齿要如同葫芦籽一样整齐洁白。反之，牙齿参差不齐者则被称为龃龉，咬合不齐者称之为龁，排列不正者称为龇，不平整者为龋，均被视为病态。司马迁在《史记·扁鹊仓公列传》中记载了一个关于龋齿的病例："齐中大夫病龋齿，臣意灸其左大阳明脉，即为苦参汤，日漱三升，出入五六日，病已。得之风，及卧开口，食而不漱。"《礼记》中记载："鸡初鸣，咸盥漱"，说明在秦汉甚至更早，中国人就有了漱口的习惯。那个年代，还有医生认为龋齿的病因来源于"风邪"及"食而不漱"，汉初著名医学家淳于意用日漱三升"苦参汤"和针灸治疗齐大夫的龋齿。

世界卫生组织已经将龋齿、肿瘤和心血管疾病并列为人类三大重点防治的疾病。龋齿，是一种细菌感染性疾病。换句话说，牙齿发生龋坏实际上是牙齿硬组织感染了致龋菌，细菌代谢导致牙齿脱矿、有机物质分解，最终牙体组织发生实质性的缺损产生龋洞。

如图所示，牙体上细菌最开始定植的部位会随着细菌代谢而首先发生釉质的脱矿。若无法消除细菌的定植，细菌的酸性代谢产物会向着牙髓方向进一步渗透，使得龋病逐渐侵及牙本质组织。牙本质的自身结构特点使得细菌更易快速扩散，并导致牙髓的感染。早期龋齿不痛的原因是，龋坏还只在牙釉质部分，当有发酸、对冷热敏感时，就是龋坏到了牙本质部分，如难以忍受冷水刷牙等。这时治疗省时、省事、省钱。若治疗不及时还会引起根尖部、牙槽骨、颌骨的炎症，这时治疗费工、花钱，患者还十分痛苦，带来的是身体和心理的双重损害。这叫"小洞不补，大洞吃苦"。

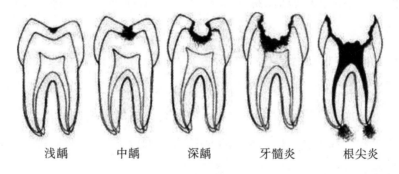

浅龋　　中龋　　深龋　　牙髓炎　　根尖炎

龋病的发生过程

14　每天坚持刷牙、漱口，为什么还会发生龋齿？

龋齿是在细菌为主的多种因素联合影响下，牙体硬组织发生慢性进行性破坏的疾病。细菌的存在是龋齿形成的先决条件。研究显示,清洁并抛光牙面后 20 分钟即可形成获得性膜,4 小时后开始有细菌吸附。所以每日坚持认真刷牙、漱口能有效降低菌斑形成,但不能完全抑制龋病的发生。导致龋病发生的主要原因如下。

(1)牙菌斑:龈上牙菌斑是未矿化的细菌性沉积物,可牢固地黏附于牙面和修复体表面,内含黏性基质及大量细菌。细菌可在牙菌斑中生长、增殖及进行复杂的代谢活动,尤其是致龋菌(变异链球菌)及产酸菌(乳酸杆菌)在龋病产生中起到重要作用。细菌代谢产酸,由于菌斑基质的屏障作用,这些酸不易扩散,导致局部酸性增强,牙体组织脱矿形成龋齿。

(2)食物:随着人类饮食逐渐精细,碳水化合物和食用糖(尤其是蔗糖)摄入量及摄入频率增加,增加了龋病的发病机会。蔗糖作为细菌代谢能量的主要来源,既为细菌提供营养,其终末酸性产物又可进一步造成牙体破坏。

(3)宿主因素:主要包括牙和唾液。发育良好的牙齿,即使其他致龋因素很强也不会发生龋坏。而牙齿钙化度低、形态发育异常、牙排列不齐、牙齿拥挤等会加速龋病的发生和发展。唾液是人体最重要的体液之一,在维持口腔正常生理方面,唾液质量的改变、缓冲能力的大小及抗菌系统的变化都与龋病发生过程有着密切关系。

(4)时间因素:从清除牙面上所有附着物到开始产生获得性膜,到形成菌斑,再到细菌代谢产酸致牙釉质脱矿等,每个过程需要一定的时间才能完成。龋洞的形成一般需要 1.5 ~ 2 年的时间。因此即使致龋细菌、食物、易感宿主同时存在,龋病也不会立即发生。只有上述三个因素同时存在相当长的时间,才可能产生龋坏。

15 牙齿的哪些部位好发龋坏?

　　流行病学的调查研究显示,牙齿上有一些特殊的部位易于致龋菌的附着、定植,继而发生龋坏。

　　(1)窝沟点隙:如图所示,牙釉质发育中会形成一些不容易清洁的不规则形态,多见于后牙殆面上口小底大的窝沟点隙,为致龋菌的定植提供极为有利的条件,细菌引起的龋坏会不断地往牙髓方向靠近。由于牙釉质中没有神经组织,釉质产生龋坏也不会产生痛感,所以这种隐匿的龋坏很难在早期发现,当有痛感时龋坏往往已深达牙本质深层了。

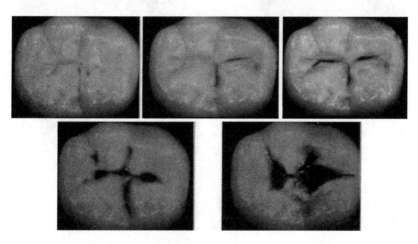

窝沟龋的发展过程

　　(2)牙齿、牙列拥挤:有些患者牙弓窄小、位置不足导致自身正常牙齿排列拥挤,部分患者会萌出一些多于正常牙列的牙齿(称为额外牙)造成局部牙齿拥挤的情况,这些均有利于细菌定植。

　　(3)形态异常的牙齿:牙齿在发育过程中,会产生一些形态异常,比如舌侧沟、牙内陷、釉珠等。

　　(4)牙颈部:部分患者因牙颈部釉质、骨质缺如,尤其是老年患者常因牙龈萎缩, 牙本质直接暴露于口腔内,易发生牙齿龋坏。

16 龋病会造成哪些危害?

由于牙釉质缺乏修复能力,所以被细菌"啃"掉的牙体硬组织是无法重新"生长"出来的。而且一旦细菌入侵"营养丰富"且钙化度又较低的牙本质层时,龋病进展会非常迅速,细菌会进一步感染牙髓引发更为严重的炎症(见下图)。

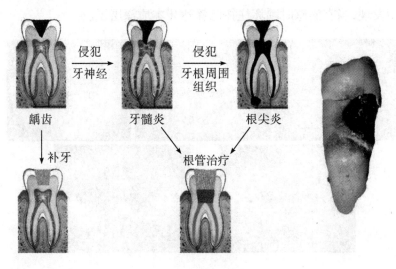

龋齿的危害与治疗

因为龋病引起的牙体缺损是不可逆的,所以需要及早治疗龋坏的牙齿,若治疗不及时,则有可能带来如下影响。

(1)影响咀嚼功能:龋坏引起的牙痛、牙体缺损或缺失会影响患者的咀嚼效率,加重胃肠负担。患者更倾向于选择健康一侧的牙齿咀嚼食物。久而久之,患牙一侧牙齿因长期的废用而积累大量牙石,继发牙龈炎、牙周炎等,而健康一侧的牙齿因长期超负荷使用,牙体磨耗严重。

（2）口腔异味：咀嚼运动会使食物残渣嵌入龋洞内，再经细菌作用后，口腔内会产生食物腐败的异味。

（3）尖锐的牙尖导致创伤性溃疡：龋坏会使牙体产生一些不规则边缘，在口腔咀嚼过程中可能会刮伤舌侧、颊侧的黏膜，导致创伤性的溃疡。

（4）牙髓炎症：随着龋坏的进展，细菌逐渐侵袭牙髓，引起牙髓炎症。在此期，患者会感到疼痛不适。炎症急性发作时，患者会出现自发性阵发性疼痛、冷热刺激疼痛、夜间痛等症状，影响饮食、睡眠。

（5）根尖周炎：若牙髓炎症未得到治疗，炎症会继续向下蔓延，引起根尖周的炎症。

（6）牙槽骨和（或）颌骨炎症：根尖周炎症未得到及时治疗时，炎症会进一步扩散至牙槽骨、颌骨。

（7）牙齿缺失：严重的龋坏会使牙齿丧失牙周支持组织，最终导致牙齿的缺失。而牙齿缺失会带来一系列的影响，譬如缺牙两侧的邻牙会向缺牙间隙倾斜，同时对𬌗牙牙冠伸长，为日后的修复也带来了一定的难度。

（8）远隔器官的损害：若脓液和细菌扩散，可引起败血症或菌血症等。

（9）影响美观：严重的龋坏会引起牙体的缺损、缺失；严重的炎症会引起面颊部的肿胀；炎症生成的脓液有时会穿透牙龈甚至是面颊部皮肤，形成脓包或瘘管向外排出脓液。

（10）诱发全身性疾病或加重系统性疾病：如冠心病、肾炎、糖尿病等。

17 治疗龋齿有哪些方法？

方法就是日常所说的：补牙，即把洞补起来。龋齿根据龋洞的深浅可以分三种：深龋、中龋、浅龋。牙体龋坏的程度不同，采取的治疗方法也不同。龋坏未累及牙髓，可以在去净龋坏组织后直接采用齿科材料进行填充;若炎症已经侵及牙髓、根尖周组织时,需要先进行根管治疗彻底消除炎症,再选择冠修复(烤瓷冠、金属熔附烤瓷冠、桩核冠等);若牙齿已经缺失,可能需要采取种植牙(又称牙种植)、烤瓷冠桥体进行修复;若炎症已经累及颌骨,形成颌骨囊肿时,除了累及的牙齿需要进行根管治疗,可能还需要进行颌骨手术。

所以对应的治疗时间与费用也是不同的。越早越浅的龋齿治疗所需费用越少,治疗时间也越少,通常浅龋进行一次治疗即可。

18 龋病会不会传染?

目前广泛认为,在同一家族中龋病以相类似的模式流行,但未有明确循证依据证实导致龋病的原因是遗传因素还是因为具有相同的生活习惯、饮食习惯或相似的口腔保健习惯。

对龋病流行情况的调查表明,遗传家族因素可能对龋齿的发生和发展产生一定程度的影响,但口腔的卫生环境因素更为重要,尤其是孕期患者、糖尿病患者、头颈肿瘤需要放射治疗者。

19 怎样预防龋齿发生?

龋病是一种多因素性疾病,从获得性膜、细菌黏附、牙菌斑生物膜形成到引起牙齿的颜色、形态和质地损害,一般需要一年半左右的时间。为预防龋齿形成,应注意以下几个方面。

(1)养成良好的口腔卫生习惯:口腔中的致龋菌可以产生各种有机酸,但只有在菌斑存在的条件下,酸性物质才会引起牙体脱矿龋坏。因此控制龋病形成必须要控制牙菌斑的形成。

◎养成认真刷牙的好习惯,选用合适的牙刷,每天早晚各刷牙一次,每次 2~3 分钟。此外还应注意,每晚睡觉之前刷牙之后不能再吃东西。

◎饭后可用淡盐水漱口,及时清除口腔内的食物残渣。

◎对于经常嵌塞食物的部位,可选用牙间隙清除工具(如牙线、牙间隙刷)清除嵌塞物。

◎儿童和青少年,在乳牙、恒牙在牙齿完全萌出后,可以选择到正规医院、门诊进行窝沟封闭、预防性树脂充填等预防性措施。

◎儿童、残疾患者或自理能力受限的人,需要家长和看护人协助进行口腔清洁。

◎使用可摘义齿(俗称假牙)和进行全口义齿修复的患者,也要重视对义齿的清洁。在义齿松动、与黏膜间隙增大等不适情况出现时应及时就医,重新制作义齿。

◎特殊时期的人群,如孕妇、青少年及牙龈萎缩严重的老人,更应注意口腔清洁工作。

(2)少食含糖量高的黏性食物:糖(尤其是蔗糖)的致龋作用与其种类、摄入量和摄入频率有关,黏度大的食糖较糖溶液的致龋能力更强。而粗制食物不易黏附在牙面,并对牙面具有不同程度的清洁作用,有一定的抗龋能力。因此,膳食中应减少糖的摄入,多食粗制食物,尤其是儿童,还应减少碳酸饮料的摄入;对于婴儿还应注意喂奶习惯,切不可让其含奶瓶入睡。

(3)注意饮食:全身的健康状况与龋病的发生也有一定的关系,而全身状况又受到营养、内分泌、遗传、免疫和环境因素的影响。在特殊时期(如妊娠时期、婴幼儿时期等)应摄取足够的优质蛋白质、钙、磷和维生素 D 等,以保证牙齿的正常发育和矿化。

(4)定期进行口腔检查。

◎一般推荐一年进行一次口腔检查;儿童应在第一颗乳牙萌出后 6 个

月内进行第一次口腔检查。

◎妇女应在妊娠期前做口腔检查,及早发现并处理口腔问题。

◎对于发育形态异常的牙齿,必要时可采取相应的防治手段(窝沟封闭、预防性树脂充填)甚至拔除(阻生齿)以阻止牙体及邻近牙齿龋坏。

◎对于唾液腺摘除、接受放射治疗(放疗)/化学治疗(化疗),以及口干症患者,需警惕急性龋的发生。

20 ▶ 牙齿龋坏多年不痛,是否可以不用治疗?

这种想法是错误的。不痛的原因可能是浅龋或是深龋处神经已经坏死。不管哪种情况,发现牙齿龋坏后,应及早就医,龋坏的程度不是肉眼可以判断的。

牙釉质既无细胞和血管,也没有神经。所以釉质没有细胞活动的预防机制,无法对微生物的入侵产生炎症反应,也不能通过细胞修复而达到自愈。在龋坏早期阶段,牙菌斑内细菌代谢不断产酸并向釉质深处渗透,钙和磷酸盐向外扩散在釉质表层进行再矿化,导致釉质表层看似有完整的外观而釉质内部的脱矿仍继续进行。尤其是牙齿发育中形成的底小口大的窝沟点隙,在外观上看似只有一个黑色的点或线,但龋坏可深及牙本质深层。

若不及时进行治疗,脱矿大于再矿化时可导致牙釉质结构广泛受损、崩溃,形成龋洞;甚至牙体外形上未出现缺损,而细菌产生的毒素已经深入牙髓,引起牙髓炎症。而当引起牙髓炎症时,单纯的补牙已经无法"拯救"牙齿,需要摘除牙神经进行根管治疗。如果牙神经坏死,形成残根,治疗时则建议拔除。

21 牙齿发生颜色改变的原因有哪些?

　　牙齿着色是口腔中常见的临床表现,既可以发生在乳牙,也可以发生在恒牙。病因主要有两大类。

　　(1)外源性着色:主要由药物、食物、饮料(尤其是咖啡、浓茶、可乐等)、菌斑中的色素沉积在牙表面引起牙齿颜色改变,而牙内部组织结构完好,只影响牙的美观,不影响牙的功能。

　　一般外源性的牙齿着色时,采用常规口腔卫生清洁措施包括超声波洁牙、喷砂洁牙均可去除,着色严重者可能需要经过多次清洁才能清除。

　　(2)内源性着色:由于受到疾病或药物的影响,牙齿的内部结构包括釉质、牙本质等均发生颜色改变,活髓牙和死髓牙均可以受累。

22 内源性着色主要有哪些原因?

　　(1)氟牙症:又称氟斑牙。在牙齿釉质发育矿化期,过多的氟进入人体影响釉质的矿化,表现为同一时期萌出牙的釉质上有白垩色到褐色的斑块,严重者还并发釉质的实质缺损。

　　理想的预防方法是选择新的含氟量适宜的水源,或应用活性矾土(Al_2O_3)去除水源中过量的氟。

　　(2)四环素牙:在牙齿发育矿化期,服用的四环素类药物可被结合至牙组织内,使牙齿染色。再加上阳光照射,牙齿逐渐由黄色变成棕褐色或深灰色。

　　为防止四环素牙的发生,妊娠期、哺乳期的妇女及 8 岁以下的少儿不宜使用四环素类药物。

（3）牙外伤：由于牙齿外伤时发生血管破裂，血细胞游离到髓腔，发生溶血，释放出血红蛋白及铁离子，进入牙本质小管而导致牙着色。

内源性着色严重影响美观时，根据牙着色的程度可选择树脂修复、牙齿漂白、烤瓷冠等进行修复。

23　经常饮用酸性饮料对牙齿有什么损害？

酸性饮料（可乐、果汁、苹果醋等）含糖量极高，长期大量饮用可增加其对牙齿的酸蚀程度，破坏牙釉质结构，使牙齿极易被磨损。

病损多发生于牙齿唇、颊面颈部，最初仅有牙齿酸涩、对冷热敏感等症状，并逐步出现牙体实质缺损，严重的可引起牙髓炎症、牙齿折断等。同时釉质的破坏为牙菌斑的定植提供有利条件，在牙齿酸蚀的基础上又可引起牙齿继发龋坏。

24　目前有哪些补牙材料？

补牙材料总共有四大类，分别是银汞合金、玻璃离子水门汀、复合体材料、复合树脂。

（1）银汞合金：银汞合金是过去普遍应用的修复材料，已有 150 多年的历史，其安全性已得到很好的证实。到目前为止，还没有直接的证据表明其对人体健康有不良影响，并且在普通人群中过敏反应的发生率是极低的。银汞合金具有最大的抗压强度、硬度和耐磨性，且性能稳定，常用于后牙窝洞的充填以承担较大的咬力。但由于其颜色为灰黑色，出于美观的考虑，近年来逐渐被淘汰。

（2）玻璃离子体水门汀：玻璃离子体水门汀是20世纪70年代初问世的一种新型水门汀类材料，现在的玻璃离子体水门汀大多含有氟化物，在口腔唾液中能缓慢释放氟离子，这也是该材料的优点之一。所释放的氟离子可与紧邻的牙齿硬组织中的羟基磷灰石中的羟基进行交换，提高牙齿硬组织中的氟含量，从而提高牙齿的抗龋能力。但是这类材料易被咖啡、茶等染色。

（3）复合体材料：是复合树脂改良型的玻璃离子体水门汀，具有玻璃离子体水门汀与复合树脂的一些特性。

（4）复合树脂：复合树脂主要由树脂基质和无机填料组成。它有较大的抗张强度，且在固化过程中膨胀、收缩和变形较少，其最突出的优点是美观，可提供与邻牙最佳的颜色匹配。过去复合树脂比银汞合金软，主要应用于前牙的窝洞充填，近年来出现的复合树脂的机械性能和抗磨损能力大大增高，也广泛应用于后牙和大面积窝洞的充填。

25 补牙会影响牙齿的质量吗？

补牙是针对龋病未累及牙髓的牙齿，其实质就是把牙齿上的食物残渣及已经被蛀坏的牙齿清理干净，再用齿科材料将牙齿上的洞填平，恢复牙体外形以行使牙齿的正常功能。

治疗中不会过多磨除残余的牙体组织，但对于龋坏程度特别深的牙齿而言，虽然患者未出现明显的牙髓炎症情况，但细菌极有可能已经侵入牙髓，形成慢性的炎症。在医生清除龋坏组织时，如果龋坏过深，则会刺激牙髓引起慢性炎症急性发作。

对于𬌗面部发生大面积龋坏的牙齿，由于本身残留的牙体组织较少，洞壁较薄，在填充材料后，可能会因为患者不当的咀嚼力，发生牙齿折裂的情况。这就是"小洞不补、大洞吃苦"。经过充填后的牙齿，如果是做了根管治疗,可以做套冠保护。

26 根管治疗痛不痛?

根管治疗术是治疗牙髓病和根尖周病最有效、最常用的手段。首先采用专用的器械清除感染、坏死的牙髓,然后用有效的药物对根管进行消炎、消毒,最后严密填塞根管并进行冠修复,从而达到控制感染、修复牙体缺损,促进根尖周病变的愈合或防止根尖周病发生的目的。

在进行根管治疗前,需要对患牙进行局部麻醉,一般患者不会感到明显疼痛,但根尖部感染严重的患者或者对麻醉药有抵抗性的患者仍然会有疼痛感。

27 根管治疗后仍出现疼痛是正常现象吗?

部分患者在根管治疗术后患牙仍然有痛觉,可能的原因有以下几种。

(1)在根管填充之前,根管冲洗剂和某些根管消毒药物对牙根尖部组织有一定的刺激性,患者有可能在根管填充后近期内出现刺激痛。这是正常的,疼痛可逐渐消退。

(2)咬合创伤:在进行冠修复时,未能消除隐蔽的咬合高点。

(3)牙体根折或纵裂:进行根管治疗术后的牙齿若未及时进行烤瓷冠修复,牙体会因缺乏牙髓的滋养,质地会变脆。在咀嚼硬物时或外伤情况下,牙体会发生折断或纵裂,引起患牙的再次疼痛。

(4)残髓炎:根管系统解剖学复杂,既有主根管,也有侧支根管、副根管,因此期望将牙髓完全拔除干净是不可能的事情。在根管消毒不彻底时,残存的牙髓受到细菌的刺激、器械的机械性刺激及药物的化学性刺激,均可发生炎症反应,患者可出现疼痛。

(5)根管内的填充物对根尖周组织产生一定的刺激。

至于如何解决根管治疗术后再次引发的疼痛,需要患者尽早就医,对症治疗。

28 哪些因素可以造成牙体缺损?

牙体缺损是指牙体硬组织外形和结构不同程度的破坏、缺损或者发育畸形。可造成牙体缺损的原因有以下几种。

(1)龋齿:龋齿是造成牙体缺损的最常见的原因。在细菌的作用下,牙体硬组织会发生慢性进行性破坏。轻者可表现为牙体脱矿、变色和浅龋形成;严重者可导致牙冠大部分或者全部丧失而仅存残冠或残根。

(2)牙齿外伤:意外撞击或咬到硬物等会造成牙齿折断。外力大小、方向、作用点的不同,造成的缺损程度也不同。轻者仅累及牙尖或切角;重者会出现冠折、根折等。

(3)磨损:不良习惯和夜磨牙等原因会造成牙体一定程度的磨耗、缺损。

(4)楔状缺损:横刷牙导致在尖牙、前磨牙牙体颈部出现楔形的缺损,严重者可造成牙髓暴露、牙体折裂等情况。

(5)酸蚀症:常见于接触酸的工作人员及长期大量饮用可乐、橙汁等碳酸饮料的青少年。

(6)发育畸形:牙齿结构发育异常(釉质发育不全、牙本质发育不全、氟斑牙、四环素牙)及牙形态发育畸形(过小牙、锥形牙)均会造成一定程度上的牙体缺损。

29 ▶ 牙体缺损会有哪些影响?

缺损的范围和程度不同,带来的不良影响也不同。

(1)牙本质敏感:在牙体缺损累及牙本质时,患者会出现不同程度的牙本质敏感的症状,如酸涩不适等。

(2)牙髓症状:缺损累及深层的牙本质甚至牙髓,可出现牙髓组织充血、炎症甚至坏死等情况。

(3)牙周症状:缺损累及牙体邻面破坏了牙齿间的邻接关系常会引起食物嵌塞,从而会引起局部牙周组织炎症。

(4)咬合症状:牙体大范围的缺损会直接影响咀嚼效率。患者会逐渐形成偏侧咀嚼的习惯,尤其对于还处于发育期的青少年还会出现面部畸形。严重者会出现口颌系统的功能紊乱。

(5)其他:牙体缺损会直接影响患者的咀嚼、美观、发音和心理状态等。锐利的边缘易刮伤口腔黏膜和舌等软组织;残根、残冠常成为病灶牙影响全身健康情况。

30 ▶ 牙体缺损后应怎样治疗?

牙体缺损是口腔医学的常见病和多发病。缺损累及的牙体组织较浅时,一般可采用充填的方法进行治疗;当牙体缺损严重,充填不易恢复牙齿咀嚼功能、牙体无法承受一定咀嚼力或需要达到更高的美观要求时,可采用修复治疗的方法。常用的修复体有嵌体、部分冠、贴面、微贴面、全冠和桩核冠等。

◆◆ 趣味讲述：拔牙知识 ◆◆

中国人对拔牙的恐惧常胜过外科手术。大家都知道手术是在麻醉的情况下进行的。拔牙也不例外，但是，患者对拔牙的麻醉通常不认可。麻醉、拔牙都是在患者目光下进行，患者能看到器械，听到器械的声音。甚至医生的动作都会导致患者的恐惧。所以很多患者宁可自己吃"消炎药"，也不来牙科看牙，因为他们担心医生建议拔牙。这里有几个问题：一是，不是牙齿一痛就要拔除，二是不是人人都可以接受拔牙术，三是拔牙到底有多痛？于是，一些诊所出现了这样的广告：无痛麻醉。反问一句：那一定还有有痛麻醉了？这个广告还真有点意思：以前的拔牙麻醉都会疼痛？错误啊！一百年前，中国老百姓拔牙是痛的。那时通常只涂擦一点中草药。

自从有了麻醉药，拔牙就不会痛了。惧痛的原因有心理作用，也有医生技术不到位。局部麻醉主要有表面麻醉、局部浸润麻醉、区域阻滞麻醉和神经传导阻滞麻醉四类。神经传导阻滞是一门技术活，麻醉药没有准确注射在应该注射的神经部位上或个体解剖有变异时就会出现疼痛。下面的内容就是为了解决这些疑点与顾虑。一句话，正规拔牙是不痛的。该拔牙还是要拔！

31 什么样的牙齿需要拔除？

牙拔除术的适应证是相对的。随着口腔医学的发展，口腔治疗设备的更新和技术的提高，拔牙适应证也在不断变化，过去认为应当拔除的患牙现在可以尝试治疗、修复并保留下来。但出现以下情况的牙齿仍应考虑拔除。

（1）牙体病损：牙体组织龋坏或破坏严重，用现有的修复手段已无法恢复和再利用者可拔除。

(2)根尖周病:无法用根管治疗、根尖切除等方法治愈者需拔除。

(3)牙周病:牙周病晚期时,牙周骨支持组织大部分丧失,采用常规和手术治疗已无法取得牙的稳固和功能者可考虑拔除。

(4)牙外伤:具体情况需要根据临床医师诊断来决定是否保留患牙。

(5)错位牙:影响功能、美观及造成邻近组织病变或邻牙龋坏,不能用正畸等方法恢复正常位置者可考虑拔除。

(6)额外牙:会引起正常牙的萌出障碍或错位,造成错𬌗畸形的额外牙可考虑拔除。

(7)埋伏牙、阻生牙:会引起邻牙牙根吸收、冠周炎、牙列不齐、邻牙龋坏的埋伏牙及阻生牙可考虑拔除。

(8)滞留乳牙:影响恒牙萌出的乳牙可考虑拔除。

(9)治疗需要:因正畸治疗、义齿修复或肿瘤累及的牙齿需要考虑拔除。

(10)病灶牙:可引起颌骨骨髓炎、牙源性上颌窦炎等局部病变或远隔组织、器官疾病的病变的牙叫病灶牙,病灶牙需要拔除。

◆◆ **趣味讲述:智齿及其危害** ◆◆

智齿的命名有一个小故事。因为智齿萌出通常在 18 岁到 30 岁间,这时正是男子"榜上提名"之时。民间传说,牙萌出有痛时,往往鸣锣报喜。牙痛者为智者,这颗疼痛牙则被命名为智慧之齿,简称智齿。

智齿不是人人都有的,也不是每个年龄段都会萌出,而是主要集中在 18 岁到 30 岁之间萌出。有智齿的人有 28 ～ 32 颗牙齿。一个齿智都没有的人通常有28颗牙齿。如果智齿位置正常,牙龈没有包埋,可以不拔除。反之，则需处理。对于女性，如果有阻生智齿没有拔除，婚后怀孕抵抗力下降时易导致智齿发炎，影响胎儿生长。一般智齿发炎会导致间隙感染、脸上化脓，甚至形成疤痕。女性怀孕前最好先拔除智齿。

阻生智齿长期存在于口腔内会引发下列疾病：

(1)发生智齿冠周炎：萌出空间不足导致智齿萌出不全而异位或阻生，牙冠部分露出牙龈，部分被牙龈覆盖。

(2)造成邻牙病变：智齿与邻牙形成不正常的邻接触，极易造成食物嵌塞不易清洁，长期会导致邻牙龋坏(见下图)，邻牙的龋坏若较浅需要进行一次性充填，若侵袭神经则需要进行根管治疗，严重的甚至需要拔除。

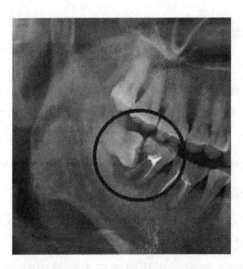

阻生智齿长期存在口腔内的危害：致前面牙龋坏

邻牙拔除之后，还需要种植牙来修复缺失牙，而装一颗种植牙花费近万元，得不偿失。

需要特别注意的是，邻牙病变具有一定的隐蔽性，通常的情况是可能旁边牙齿已经被顶坏了,患者还没有任何感觉,这时就需要拍一张口腔 X 光片才能进行准确的诊断。

(3)局部清洁死角引发龋齿:智齿萌出位置不正,即使没有顶坏邻牙,也可能与邻牙形成间隙,产生局部的"卫生死角",食物残渣和细菌堆积在这些部位,我们日常刷牙很难清洁到,久而久之就容易引发龋齿。

(4)无对殆牙,造成智齿"野蛮生长":如果智齿没有对殆牙,有时就会发生智齿过度萌发伸长的现象。智齿野蛮生长、过度萌发,甚至咬合时直接咬到对面牙龈上,造成咬合痛,进而影响正常咬合,致颞下颌关节病。

32 所有智齿都必须拔除吗?

不是所有的智齿都需要拔除。

(1)可以正常萌出的智齿,或在切除覆盖的龈瓣后可完全暴露于口腔内并与对殆牙建立正常咬合关系的智齿可以保留。

(2)完全埋伏于骨内,与邻牙牙周无相通,无压迫神经引起疼痛症状的智齿,可以暂时保留。

(3)对于缺牙过多的患者,若口腔内存留智齿可视具体情况考虑是否保留智齿作为修复的基牙。

(4)8~10 岁的儿童第一磨牙因龋坏无法保留时,可在拔除第一磨牙后配合正畸治疗将条件良好的智齿向前牵引以闭合缺牙间隙。

(5)第二磨牙拔除后,在智齿牙根完全形成的情况下,可考虑正畸治疗以代替第二磨牙。

33　哪些智齿是需要拔除的?

目前对于有症状或引起病变的阻生智齿均主张拔除,主要包括下面几种情况。

(1)智齿萌出不全或阻生时,牙冠部分会被龈瓣覆盖,而食物残渣和细菌极易嵌入龈瓣与牙冠之间形成的盲袋中。在全身抵抗力下降、局部细菌毒力增强时盲袋中的细菌可引起冠周炎的急性发作(见下图)。对于反复引起冠周炎的智齿,建议拔除。尤其是女性,建议一定拔除这样的智齿。

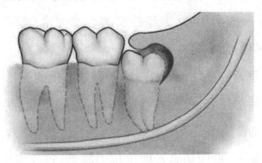

阻生智齿长期存在口腔内的危害:冠周炎

(2)阻生智齿本身已经发生龋坏,或引起前方邻牙龋坏、反复食物嵌塞、牙根吸收或牙槽骨吸收的智齿需要拔除。

(3)已经引起牙源性囊肿或肿瘤的智齿需要拔除。

(4)对于进行正畸治疗的患者,有时为了保证正畸治疗效果需要拔除智齿。

(5)可能引起颞下颌关节紊乱病的下颌阻生智齿需要拔除。

(6)头颈肿瘤要做放射治疗时智齿要拔除。

另外,智齿拔除后不需要进行镶牙修复。

34 ▶ 出现哪些情况需要考虑暂缓或禁止拔牙？

牙齿拔除术的禁忌证也是具有相对性的,受全身系统状况、口腔局部情况、患者精神心理状况等因素综合影响。某些疾病患者经综合处理后,在一定的监控条件下可实施拔牙手术。所以拔牙也有风险,并非所有人都能拔牙。

(1)心脏病患者:心梗发作半年以内且近期还出现过心绞痛发作者,冠心病不稳定型心绞痛近期发作者,风湿性心脏病活动期者,心脏瓣膜修复术后安装起搏器未满半年者,未经控制的心律失常(如心动过速、心动过缓、房颤)者,近期内都不能拔牙。

(2)高血压患者:持续性高血压、未控制好血压的患者,应暂缓拔牙。

(3)脑血管畸形患者:患者的紧张焦虑等对脑血管有刺激作用,容易诱发脑出血,故脑血管畸形者应暂缓拔牙。

(4)糖尿病患者:糖尿病患者因抵抗力降低,拔牙术后容易发生感染。清晨空腹血糖超过 8.8 mmol/L、餐后两小时血糖超过 10.0 mmol/L 的患者及病情严重者,都应暂缓拔牙。

(5)甲状腺功能亢进症(简称甲亢)患者:此类患者可因感染、焦虑及各种手术引起甲状腺中毒即"甲状腺危象",故不宜拔牙。如果必须拔牙应保证其基础代谢率在 20% 以下,脉搏在 100 次/分以下。

(6)经期患者:经期患者容易发生代偿性失血,应暂缓拔牙。

(7)妊娠期患者:妊娠前三个月及后三个月拔牙都会诱发流产及早产等情况,应暂缓拔牙。

(8)出血性疾病患者:如血友病、白血病、严重贫血、维生素 C 缺乏病(坏血病)、紫癜等,拔牙后伤口不易止血,一般情况下不能拔牙。

（9）严重的肾脏病患者：如肾衰竭的患者不宜拔牙。

（10）肝炎、肝硬化、肝功能损害的患者：此类患者血中的凝血酶原和纤维蛋白酶原减少，特别容易出血，应暂缓拔牙。

（11）空腹者：因为紧张，空腹容易造成低血糖等引起晕厥，故不宜拔牙。

（12）长期服用抗凝血药的患者：此类患者应在心内科医生的指导下停药三天后再行拔牙。

35 在拔牙前有哪些注意事项？

拔牙属于齿槽外科手术。一些身体条件比较特殊的患者，甚至需要在手术室心电监护下进行拔牙手术。所以拔牙前，患者需要谨慎注意以下事项。

（1）如实告诉医生相关病情、病史，如心脏病、高血压、血液疾病、甲亢、肝炎、肾病、过敏药物、放射治疗等病史。妇女还应告知医生月经情况、近期是否有妊娠计划等，医生会根据情况采取必要的措施或延缓拔牙，以避免潜在的不良后果。有人急于拔牙而隐瞒病情，结果会导致不良后果，万不可取。

（2）患者若有长期服用的药物，应告知口腔科医生，以考虑药物（如抗凝剂）对拔牙的影响。

（3）拔牙之前不要空腹。空腹注射麻醉药或空腹拔牙后渗血有导致患者昏厥的可能性。

（4）注射麻醉药时，可能会出现头昏、心慌、心跳加快等情况，这一般是药物的正常反应。患者在麻醉药注射过程中不可有大幅度动作，以免折断针头。如果有心前区不适、左臂发麻等情况，应及时告知医生。

（5）老年人拔牙需要有家人陪同。

（6）对 45 岁以上的中老年人，在拔牙前，医生还要根据情况做些必要的检查，如血压、心电图、各种实验室检查等，患者应遵从医嘱，积极配合。

（7）为保护患者的权益，有些医院会要求患者填写拔牙手术的知情同意书，患者一定要看清楚知情同意书的各条内容，不明白的地方应向医生询问清楚，然后在知情同意书上签字。

36 拔智齿可以达到瘦脸效果吗？

不少人尤其是青年女性认为："智齿长歪了，顶在脸颊侧，造成下颌角肥大，所以拔智齿能瘦脸。"这是一种想当然。

脸宽的原因是下颌角肥大或下颌角畸形。医学上并没有发现长歪的智齿能够使下颌角肥大，除非是发生囊肿，使颌骨膨大起来，但这时的首要问题就不是瘦脸了，而是要治病。

如果是智齿严重向颊侧（外侧）倾斜并顶住颊侧黏膜的情况，在咀嚼摩擦下，黏膜很容易破损、疼痛，恐怕还没等到它"支撑"起黏膜，脸就会变宽，反复因炎症而肿胀，不得不拔掉智齿了。

37 患牙不拔有什么危害？

所谓患牙大都是病灶牙，常见于老年人。

老年人的有些患牙可能引起蜂窝组织炎、颌骨骨髓炎，甚至败血症等严重并发症。患牙的慢性炎症还可以成为病灶,引起或加重风湿性关节炎、细菌性心内膜炎、肾炎、虹膜睫状体炎等全身其他疾病。此外,有些不能修复的残根、残冠会刺激舌、颊黏膜形成溃疡或白斑,这些长期的不良刺激还可导致癌变,中老年人应提高警惕。有些因装假牙需要拔除的牙不拔,会影响义齿的修复,并造成咬合关节紊乱,引起牙周病、颞颌关节疾病,影响咀嚼功能。

该拔的牙不拔,会严重危害身体健康,医生建议及时拔除患牙是正确的。

38　拔牙后需要注意什么问题?

因为口腔属于有菌环境,所以若拔牙后护理不当会引发感染。

(1)咬棉球:一般拔牙后医生会在拔牙的位置放一块小纱布或棉球,紧咬 0.5~1 小时,吐出后不要用手摸或者舌头舔伤口。

(2)拔牙后 24 小时内尽量不要吸口水,以免引起伤口再次出血。

(3)拔牙后 24 小时内不要刷牙、漱口,尽量少说话。

(4)饮食:拔牙后 24 小时尽量不要吃太烫、过硬或辛辣刺激性食物。可以喝粥,吃软面条。

(5)活动:拔牙后两天内不要剧烈运动或者进行重体力劳动,不洗热水澡,不喝酒,不吸烟。

(6)拔牙后有少量出血或者痰中带血都是正常现象。

(7)拔牙后多注意休息,不要过度劳累。

(8)因口腔有自洁能力,只要没有污染,拔牙后可以不服用抗生素。

39 拔牙需要选用哪种麻醉方法?

麻醉分局部麻醉与全身麻醉。拔牙一般都用局部麻醉,特殊情况,也可用全身麻醉。

先说局部麻醉。局部麻醉主要有表面麻醉、局部浸润麻醉、区域阻滞麻醉和神经传导阻滞麻醉四类。表面麻醉是将浸渍局麻药的棉片贴敷于黏膜表面,通过黏膜的吸收可以产生相应的麻醉作用,乳牙拔出一般采用这类麻醉。局部浸润麻醉是沿着手术切口线分层注射麻醉药物,以阻滞组织中的末梢神经。使用皮内注射针,针头斜面紧贴皮肤进入皮内推注。区域阻滞麻醉和神经传导阻滞麻醉是用注射器将麻药推进神经走行的部位暂时阻滞神经的传导作用,使患者感觉消失,不出现疼痛现象。其技术在于,注射器针头如何准确地"瞄准"到部位。个别医生技术不到位,或患者解剖有差异,都会出现注射不准确而致疼痛。较难准确定位的是下齿槽神经。一旦注射未准,的确会使患者感到疼痛。

如果有全身性疾病,如高血压、心脏病,医生会建议全身麻醉,在心电监护下拔除患牙。

40 拔牙后有时耳前疼痛是什么原因?

耳前疼痛是颞下颌关节受损后的症状,患者出现疼痛、耳部弹响或张口受限。

其原因是拔牙时张口时间过长或过大,医生在拔牙过程中用力过猛。如果是轻度损伤休息几天就会好,中度损伤可选择理疗、限制张口、局部热敷、按摩,这些都是有效的方法。

趣味讲述：牙周知识

　　植树要有好土壤。如果牙齿是一棵树，在沙漠里怎么可能好好地生长？根深叶茂的树一定要有好土壤。颌骨上的牙周组织就是牙齿的生长基地。它的好坏决定了牙齿的稳定度与咀嚼力。

　　牙周组织，也称牙周支持组织，是由牙龈、牙周膜、牙槽骨和牙骨质构成的。这四部分所构成的功能系统将牙齿牢固地附着于牙槽骨上，可承担咬合力，并同时使口腔黏膜与牙体硬组织间呈现良好的封闭状态。

　　牙龈为覆盖于牙槽突表面和牙颈部周围的口腔咀嚼黏膜。

　　牙周膜是围绕牙根并连接牙根与牙槽骨的致密结缔组织。

　　牙槽骨是上、下颌骨包围和支持牙根的部分。容纳牙根的窝称为牙槽窝，牙槽窝的内壁为固有牙槽骨。如果牙周膜有炎症，牙槽骨萎缩，牙齿会自动"下岗"，"无葬身之地"，这种病叫牙周病，传统医学叫"火牙"。牙齿是好的，但"基土"不行。患者会十分惋惜地说：这么好的牙齿，没有一个虫眼。

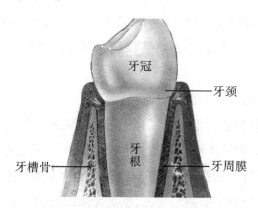

牙周组织

　　世界卫生组织对牙齿健康的标准：80岁的老人至少应有20颗功

能牙(即能够正常咀嚼食物而不松动的牙齿)。从这项标准中可以看得出,人到老年大部分牙齿仍然可以是健康的,那么"老掉牙"这种说法自然是站不住脚的。之所以人到老年时容易掉牙齿是因为随着年纪的增大,牙周病的发病率增高,牙周病是老年人牙齿脱落的最主要原因。那么叩齿可以增进牙周健康吗?

叩齿是我国传统的中医口腔保健方法,每天叩齿 1~2 次,每次叩齿 36 下,可以促进牙周血液循环,增进牙周组织健康,长期坚持可固齿强身。如果牙齿松动、咬合错乱,叩齿往往会造成牙周组织创伤,则不宜进行叩齿保健。

41 什么原因导致牙周病发生?

牙周病是口腔两大主要疾病之一(另一种是龋病),是累及牙周支持组织的炎症性、破坏性疾病。牙周病会导致牙龈退缩、牙齿病理性移位、牙松动,甚至造成牙列缺损或缺失,影响功能和美观。其次,牙周组织炎症还可能成为某些全身性疾病如心脑血管疾病、妊娠并发症、呼吸系统疾病等的危险因素。

导致牙周病的局部因素有以下几条。

(1)牙石是沉积在牙面或修复体上已经钙化或正在钙化的菌斑及沉积物,由唾液中的矿物盐逐渐沉积形成。牙石形成后无法依靠刷牙清除,使菌斑在牙石上更易堆积,同时菌斑与组织面紧密接触,引起组织的炎症反应。牙石妨碍口腔卫生措施的实施,也是牙龈出血、牙周袋加深、牙槽骨吸收和牙周病发展的重要致病因素。

(2)某些牙体形态和牙周组织的发育异常或解剖异常,常成为牙周疾病发生的有利条件,使菌斑聚集,加重牙周病的进程,同时妨碍牙周治疗和口腔卫生措施施行。

(3)个别牙齿错位、过长或扭转等,均易造成与邻牙接触位置改变,导致菌斑堆积、食物嵌塞,因而引发牙周疾病;当缺失牙长期未得到修复时,邻牙常向缺牙间隙倾斜,在倾斜侧常产生垂直型骨吸收和较深的牙周袋;牙齿排列不齐、拥挤妨碍口腔清洁,牙菌斑更易堆积。对于口腔卫生控制良好的患者,牙列拥挤与牙槽骨吸收间没有任何关系。

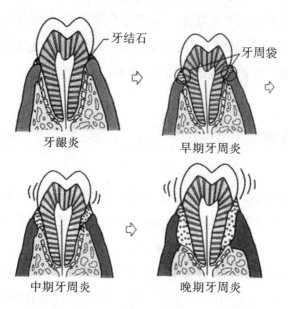

牙石与牙周炎

(4)不少牙周炎症和牙周组织的破坏是由于不适当的牙体治疗和修复体所引起或加重的。形态不佳、密合度较差的假牙,表面粗糙的修复材料以及口腔正畸固定矫治器为牙菌斑积聚和细菌增殖提供有利条件,引起牙龈炎症,促进牙周组织炎症的发生与进展,严重者会引起邻近牙槽骨的坏死和吸收,此时再加上牙龈及牙周膜的炎症,将会造成不可逆的牙周组织破坏。

(5)夜磨牙、过高的修复体等造成咬合力过大,超出牙周组织承受力,会引起牙周组织创伤、牙槽骨吸收,牙骨质损坏并停止新生,导致牙松动等。

(6)食物嵌塞:在咀嚼过程中,食物被咬合压力楔入相邻两牙的牙间隙。嵌塞食物残渣的机械刺激作用和细菌的定植,除引起牙周组织的炎症外,还可引起牙龈退缩、龈乳头炎、牙龈出血、邻面龋和口臭等。

(7)不良习惯:口呼吸者的牙龈表面因外露而干燥,牙面缺乏自洁作用,可使牙菌斑堆积而产生龈炎。某些先天异常(如巨舌症等)及不良口腔习惯(包括吐舌、不当的刷牙方法、咬指甲等)还可使牙(尤其是前牙)倾斜或移位,造成前牙牙间隙变大、牙齿松动等。

42 牙周病有哪些表现?

牙周病是感染性疾病。堆积在牙颈部的牙菌斑中的微生物及其产物长期作用于牙龈首先引起牙龈的炎症,当炎症扩展到深部牙周组织时,就会发生牙周病。牙周病有以下几种表现。

(1)牙龈炎症和出血:牙龈有炎症时会表现为肿胀、松软肥大,缺乏弹性,龈缘有糜烂出血或者坚韧肥大,呈结节状并盖过部分牙面;颜色多呈鲜红色或暗红色,重症龈炎和牙周炎炎症充血范围可波及的范围更广;炎症会导致牙龈中毛细血管扩张和充血,微小刺激即可引起牙龈出血。

(2)形成牙周袋:牙龈边缘部的慢性炎症扩展到深部牙周支持组织时,牙龈组织中的胶原纤维变性、消失。同时炎症细胞的侵入会使上皮细胞的连接更为疏松,龈沟不断加深使得牙周组织从牙面上剥离,形成牙周袋。而牙周袋的形成又利于牙菌斑的堆积和滞留,继续加重炎症、加深牙周袋,形成一个进行性破坏的恶性循环。严重者会有牙周溢脓的表现。

（3）牙齿松动和移位：当牙龈中的慢性炎症向深部牙周组织扩展达到牙槽骨附近时，会引起骨质吸收导致牙齿松动、移位，严重者还有可能发生牙齿脱落。

（4）牙髓、根尖周炎症：随着牙周袋的不断加深，牙周袋内堆积的牙菌斑会诱发牙根尖周炎、牙髓炎症等，引起牙痛、咬合疼痛等。

43 哪些因素可以导致牙周病发生？

以下因素与牙周病的患病率及严重程度相关。

（1）口腔卫生状况如牙菌斑、牙结石量与牙周病的发生及进展有直接关系。

（2）性别：牙周病的患病率一般男性高于女性。

（3）年龄：老年人的牙周附着丧失重于年轻人，单纯的牙龈炎多见于年轻人和儿童。

（4）吸烟是一个牙周病发生和牙丧失的独立危险因素，有研究显示被动吸烟亦有可能加重牙周炎症，增加牙周炎进展的危险性。

（5）咀嚼槟榔的习惯会加重牙周炎症。

（6）某些全身性疾病如糖尿病、代谢综合征等会加重牙周炎症，延缓愈合。

（7）某些微生物如牙龈卟啉单胞菌、伴放线聚集杆菌的感染等会加重牙周病。

44 牙周病应如何进行治疗？

牙周组织一旦破坏，很难恢复。牙周病的治疗不是一朝一夕的事，需要采用多种方法,按照一定的次序才能完成,医学上叫系统治疗,一般分四个阶段。

(1)基础治疗:本阶段主要包括洁治术、刮治术、根面平整术等。主要目的是消除炎症及其所导致的出血疼痛等症状,使牙周破坏停止,并促使组织修复再生。

(2)牙周手术治疗:主要包括翻瓣术、植骨术、牙种植术、引导组织再生术等。本阶段以恢复牙周组织形态为主要目的。

(3)修复治疗及松牙固定:上述目的达到后,需要对缺失牙进行修复,对松牙进行固定,对牙列不齐者进行正畸治疗。本阶段以恢复牙周组织功能为主要目的。

(4)维持期治疗:定期复查、复治。维持疗效,防止复发。

牙周病的治疗是长期的事,患者需要坚持配合,保持好口腔卫生,才能维持长期稳定的疗效。

45 牙周病如果不及时治疗会导致什么严重后果?

随着炎症的扩大和加重,牙龈上皮向根方生长并从冠方与牙面剥离,形成牙周袋,菌斑也继续向根方延伸,细菌在袋内的厌氧生态环境下继续繁殖。炎细胞浸润向深部和根方的结缔组织延伸,引起牙槽骨吸收、牙髓炎症等,如果没有及时治疗有可能会导致以下严重后果。

(1)牙齿根面龋坏:牙龈退缩会导致牙根的暴露,患者不仅对冷热刺激敏感,易发生食物嵌塞,还极有可能发生牙根面的龋坏。

(2)牙髓坏死、牙体缺失:随着牙周袋不断加深,牙结石随之在牙体与牙周组织间不断堆积,可引起逆行性牙髓炎,最终可导致牙髓的坏死,甚至牙体完全丧失牙周的支持而发生牙体脱落。

（3）由于牙周支持组织不断减少，咀嚼中牙周组织的承受能力下降，这会引起继发性的咬合创伤，影响咀嚼效果。

（4）深牙周袋内脓液引流不畅或患者身体抵抗力降低时，严重的牙周病可引发急性的牙周脓肿。

（5）牙周炎病灶内的致病微生物或其毒素可向远处器官转移，引起新的疾病和症状。最近研究还发现，牙周致病菌及其毒素可沿血液循环播散，并作用于血管内皮而引起血小板的异常凝集、附着以及胆固醇的沉积，最终导致动脉粥样硬化和血栓形成。临床观察发现，有重度牙周炎的心脑血管疾病患者死亡率明显高于牙周健康者。动物实验中，牙周致病菌在大鼠身上可诱导出心肌梗死样心电图变化。另据报道，大量牙周致病菌的存在，会使呼吸系统慢性感染的机会明显增加，虽然目前还不能完全断定牙周炎就是这些疾病的病因，但对其危害已有所认识。

46　牙周病与年龄有关吗?

长期以来，"老掉牙"成了中国人的固有思维。人们一直错误地认为老年人掉牙是正常现象，其实成年人牙齿丧失大多是牙周病在作怪，是由于长期患牙周病且没有彻底治疗的结果。

几乎每个人都有不同程度的牙周疾病，但牙周疾病病程较长，痛感不明显，人们往往忽视而延误牙周病的治疗。90%以上的牙周病患者从未接受过正规的治疗。牙周病往往从患者年轻时就开始。如今，牙周病已成为危害中国人口腔健康的主要疾病之一。近年研究更是表明:牙周炎患者比牙周健康者更容易发生冠心病、心肌梗死、脑血管病、胃炎、胃溃疡甚至胃癌，女性牙周炎患者更容易生产低体重早产儿。因此，牙周病要从年轻时开始预防。

47 牙周病会遗传吗?

尽管牙周病的发生是细菌、毒素因子和人体的防御功能的平衡被打破所致,但研究表明,某些基因可以影响和改变人体对微生物的反应,并决定牙周病的进展速度和严重程度,甚至可能是侵袭性牙周炎和(或)重度牙周炎发病的主要决定因素之一。

某些遗传病如周期性或永久性白细胞减少症、唐氏综合征、掌跖角化-牙周破坏综合征等,导致患者牙周炎的易感性大大提高。牙周病与遗传的关系虽然尚不完全肯定,但牙周病与家族有关是存在的。

48 牙周病致牙龈萎缩等症状能恢复吗?

牙周病患者经治疗或口腔卫生明显改善后,原来肿胀的牙龈炎症消减,使牙龈退缩,牙龈边缘可能处于牙根上。在牙周组织破坏区虽然有部分骨质和胶原纤维形成,但它们不具备正常牙周膜连接牙槽骨和牙骨质的结构和功能。因此牙周病所导致的牙龈萎缩很难恢复,只能尽早治疗牙周病,改善口腔卫生状况以防止牙龈继续萎缩。

49 什么原因可导致牙龈颜色改变?

(1)炎症、溃疡:可引起牙龈充血水肿而发红。

(2)吸烟:烟草燃烧物的长期作用,使吸烟者牙龈或口腔黏膜上出现深灰或棕黑色的色素沉着,牙面上也会沉积棕褐色的斑渍。

(3)重金属着色:①含铋的药物进入血液后与牙龈附近的硫化氢结合形成不溶解的硫化铋沉积在牙龈缘,尤其是上颌和下颌前牙会出现约 1mm 的灰黑或黑色的线条,边缘清晰整齐;②慢性铅中毒的患者,其牙龈缘因沉积了硫化铅同样可出现色素沉着,常表现为尖牙至第一磨牙颊侧牙龈灰蓝色线条;③有些患者在牙颈部银汞充填物附近可有银颗粒沉积,呈灰黑色斑点。

（4）黑色素沉着:①生理情况下,有一些皮肤较黑的人,其牙龈常出现黑色或褐色的色素沉着斑,并可互相融合成片,对称分布,不高出黏膜,成年后色素加深;②某些其他系统病变的患者,如爱迪生病患者的口腔黏膜可出现蓝黑色或暗棕色斑块或斑点。

（5）白色病损:①牙龈纤维增生(如服用某些药物等)可引起牙龈苍白、质地坚韧;②牙龈上的扁平苔藓常发生于磨牙区和前庭沟,呈树枝状或线条状的白色花纹;③牙龈白斑较少见,可呈灰白色的斑片,表面微凸、粗糙无光泽,边界清楚。

50　经常塞牙对口腔有什么影响?

在咀嚼过程中,食物被咬合压力楔入相邻的两牙间隙中,称为食物嵌塞(俗称"塞牙")。嵌塞物的机械刺激作用和细菌的定植会引起多种口腔问题。

（1）嵌入两牙之间的物质可致使患者自觉两牙间发胀或有深隐痛,引发牙乳头炎。

（2）嵌塞物使细菌更易定植、繁殖引发牙龈炎症,局部有臭味。

（3）长期的食物嵌塞会导致两牙之间龈乳头退缩,牙间隙增大。而增大的牙间隙更易引起食物嵌塞,逐渐形成一个恶性循环。

（4）嵌塞物会导致牙周袋形成和牙槽骨吸收,严重者可发生牙周脓肿。

（5）牙周膜可有轻度炎症,导致牙齿咬合不适或叩诊不适。

（6）细菌的繁殖导致牙齿根面龋的形成,而根面龋易快速波及牙神经,引起牙髓炎症等。

51 牙龈出血有哪些常见原因?

(1)创伤性出血:刷牙力量不当、咀嚼硬物刮伤牙龈或拔牙导致的牙龈撕裂等创伤均可导致牙龈出血。

(2)慢性龈炎:龈缘附近牙面上堆积的牙菌斑、牙石、食物嵌塞、不良修复体、牙体错位拥挤、内分泌水平改变(青春期龈炎、妊娠期龈炎等)、口呼吸等因素均可促进菌斑的积聚,引发或加重牙龈的炎症。患者一般无自发性出血,但常在刷牙或咬硬物时发生牙龈出血现象。有些患者可感到牙龈局部痒、胀、不适,有口臭等症状。

(3)坏死性溃疡性龈炎:患者除了有牙龈自发性出血,还可伴有龈乳头和龈缘的坏死。

(4)牙周炎:在炎症活动期,组织水肿松软,患者在刷牙或者啃苹果时会出现牙龈出血的情况。

(5)血液性疾病:白血病、血小板减少性紫癜、血友病、再生障碍性贫血等血液系统疾病,均可以引起牙龈出血。

(6)HIV(人类免疫缺陷病毒)相关性龈炎:HIV 相关性龈炎是 HIV 感染者较早出现的相关症状之一。患者牙龈缘有明显的火红色充血带,下方有点状红斑。患者刷牙后有出血或自发性出血。

52 青少年应怎样积极预防青春期龈炎?

青春期体内激素水平的改变,使得牙龈组织对菌斑等局部刺激物的反应增强。而这一年龄段的人群,由于乳牙和恒牙的更替、牙齿排列不齐、口呼吸及戴矫治器等,造成牙齿不易清洁,加之该年龄段患者不易保持良好的口腔卫生习惯,易造成菌斑的滞留,引起或加重慢性龈炎。应注意以下几点。

（1）已经存在青春期龈炎的患者需要通过洁治术（俗称"洗牙"）去除菌斑、牙石,必要时需要配合局部药物治疗等。对于个别病程长且牙龈过度肥大增生的患者,必要时需要进行牙龈切除术。

（2）完成治疗后的患者应注意保持口腔卫生,养成正确刷牙、使用牙线等良好的口腔卫生习惯,定期复查,以防止复发。

（3）准备接受正畸治疗的青少年,应先治愈原有的牙龈炎。正在进行正畸治疗的人,更应重视口腔卫生的保持,可选用特制的牙刷、牙间隙刷等清除牙菌斑,并且需要定期做牙周检查和预防性的洁治。

53 孕妇牙龈红肿、出血怎么办?

妊娠期妇女体内激素水平改变,牙龈对局部牙结石、菌斑的刺激反应增强,加重了原有的牙龈慢性炎症。孕妇可表现为龈缘和牙龈乳头的炎症,也可表现为一个或多个牙龈乳头呈瘤样肥大,在触碰、吮吸或进食时极易出血。妊娠期妇女应注意以下几点。

（1）怀孕前应及时治疗原有的慢性龈炎,整个妊娠期应注重口腔卫生的保持。

（2）已出现妊娠期龈炎及妊娠期龈瘤的患者应及时到医疗机构咨询或治疗,切勿自行用药,尤其是全身用药,以免影响胎儿发育。

（3）一般情况下在孕中期（4~6个月）,患者可进行治疗,去除局部刺激因素,如菌斑、牙石、不良修复体等。同时对于体积较大的龈瘤,可在彻底清除局部刺激因素后考虑切除。

（4）一些患者在分娩之后,龈炎、龈瘤可自行减轻或消退,但只有去除局部的刺激因素后龈炎、龈瘤才能完全消失,有些患者必须进行手术切除。

（5）在去除局部刺激因素后,患者一定要认真地做好菌斑控制和必要的维护治疗,保持口腔卫生。

54 洁牙会使牙齿松动吗?

洁牙是一种很好的牙齿保健手段,亦是治疗牙周病的首要措施。洁牙,俗称洗牙,专业术语称龈上洁治术,是指用洁治器械去除牙龈上牙石、菌斑和色渍,并磨光牙面,以延迟菌斑和牙石再沉积。牙菌斑和牙结石是牙周病最主要的局部刺激因素,洁治术是去除龈上菌斑和牙石最有效的方法。通过定期的洁牙,不但可以彻底清除牙齿上的菌斑和结石,令牙周组织保持健康,防治牙周病,而且容易发现细小的不易觉察的牙病,如比较隐蔽的龋齿,从而达到早发现、早治疗的目的。

医院洁牙一般可分为超声波洁牙、喷砂洁牙和手工洁牙三种。大家常说的洁牙一般是指超声波洁牙和喷砂洁牙,这两种洁牙方法都不会使牙齿松动。原因是,正常的牙齿表面有一层牙釉质,硬度非常高,完全可以忽略洗牙造成的影响。抛光用的橡皮轮材质较软,更不会对牙齿造成磨损。

有松动与牙缝增大感觉的原因是:牙石的堆积、牙龈的炎症会导致牙龈的局部肿胀填塞牙缝,而洗牙后去除了牙石,牙龈肿胀逐渐消退,牙缝就变得明显了,舌头舔起来感觉牙齿的轮廓也更加明显。这是牙齿真实面目的还原,非洗牙所造成的。害怕牙缝看起来更大而拒绝洗牙,宁愿维持牙龈炎症肿胀的状态,是错误的。

55 白血病患者应怎样注意牙周健康的维护?

白血病是一种恶性血液疾病,患者末梢血中的幼稚血细胞,在牙龈组织内大量浸润积聚,致使牙龈肿大。牙龈肿胀、出血,口腔内自洁作用差,使菌斑大量堆积,加重了牙龈炎症。严重的患者还会出现口腔黏膜的坏死或剧烈的牙痛、发热、贫血等症状。白血病患者除积极配合内科医生、口腔科医生进行治疗外,还应注意以下几点。

（1）饭后漱口、刷牙时不能过度用力,可使用纱布蘸生理盐水轻轻擦拭口腔黏膜。

（2）患者出现牙龈出血不止时,可采用局部压迫止血,并及时就医。

（3）在无出血情况下,可用 3% 过氧化氢溶液轻轻清洗坏死龈缘,用 0.12% ~ 0.2% 氯己定溶液含漱消除炎症、减少菌斑。

◆◆ 趣味讲述：口腔黏膜知识 ◆◆

因为牙科诊所一般不治疗口腔黏膜病,基层医院也少有治疗口腔黏膜病的,患者若口腔黏膜不舒服有时会找不到合适的医生,常会错误用药。口腔黏膜病是指口腔内的湿润的软组织发生了病变。口腔黏膜由上皮和结缔组织构成,与皮肤相比,仅有皮脂腺无其他皮肤附件。口腔黏膜具有屏障保护功能、感觉功能、温度调节功能及分泌功能。

口腔黏膜病具有复杂多样性:同一疾病在不同阶段可出现不同类型的损害,不同疾病在不同阶段也可能出现相同类型的损害;因口腔不同部位的黏膜在结构和功能上存在较大差异,所以同一疾病在口腔黏膜的不同部位也可能表现出不同的临床症状;不同的黏膜、皮肤病损可同时存在。患者对口腔黏膜病最大的恐惧是一个字:癌! 第一句话就问:"医生,是不是癌啊?"患者往往有着沉重的心理负担。

有些口腔黏膜病的复杂性给疾病的诊断、鉴别和治疗带来困难,甚至有时难以确诊。因此,有些患者需要进行治疗性诊断,即按照最有可能的一种疾病进行治疗,若有治疗效果,则诊断为这种疾病的可能性较大,否则需要进行其他疾病的诊断和鉴别。

口腔黏膜病患者还需要有以下治疗观念：不同的病因可能会引起患者同一种口腔黏膜病表现，但所采取的治疗方法是不同的，即"同病异治"；而不同的疾病表现可能具有相同的致病因素，此时可能需要采用相同的药物进行治疗，即"异病同治"。另外，口腔黏膜病变为局部的病损，但有时是由全身性的因素所引起的，所以部分黏膜病是需要全身用药的，如萎缩性舌炎。对于部分慢性病，需要采取中西医结合的治疗方法，才有可能获得良好的治疗效果。

56 口腔黏膜病的发病原因是什么？

口腔黏膜病病因复杂，与多种因素有关。如单纯疱疹、带状疱疹等是病毒感染所致；口腔念珠菌病是真菌感染所致；血管神经性水肿及多形性红斑等是过敏反应所致。

口腔黏膜病还与遗传因素、免疫因素、系统性疾病因素、环境因素、内分泌因素、心理因素、物理因素等相关。与遗传相关的口腔黏膜病包括阿弗他溃疡、白塞病、口腔扁平苔藓；与免疫相关的口腔黏膜病包括阿弗他溃疡、白塞病、天疱疮、口腔扁平苔藓、口腔黏膜下纤维性变；与系统性疾病相关的口腔黏膜病有阿弗他溃疡、口腔扁平苔藓；与心理相关的口腔黏膜病有口腔扁平苔藓；与物理因素相关的口腔黏膜病有盘状红斑狼疮、唇炎、创伤性溃疡等。

（1）遗传因素：口腔扁平苔藓与阿弗他溃疡有家族史倾向。这可能与遗传因素有关。

（2）内分泌因素：口腔扁平苔藓的女性患者较多，病情波动与妊娠、更年期以及一些影响内分泌功能的药物有关。患者雌二醇、睾酮含量多低于正常人的水平。

（3）局部刺激因素：不同金属修复体，充填物的刺激与口腔内的残根残冠的刺激等，可引起口腔黏膜苔藓样改变、创伤性溃疡与口腔癌。有报道银汞充填体引起苔藓样病损，少数患者也可能对铜、锌、银等产生变态反应。这些可能为迟发性超敏反应（Ⅳ型变态反应），游离汞进入黏膜后成为抗原而引起局部反应。

（4）系统性疾病因素：扁平苔藓、阿弗他溃疡患者多伴有各种不同的全身性疾病或症状，不少患者发病及病情发展与某些系统疾病存在有关，如糖尿病、肝炎、高血压、消化道功能紊乱等。有一典型病例：患者不知自己贫血，因舌病就医。诊断：贫血、萎缩性舌炎。进一步查贫血原因发现，大便常规检查红细胞多个加号，做肠镜检查诊断为肠癌。

（5）免疫因素：部分口腔黏膜疾病是自身免疫性疾病在口腔中的局部表现，如红斑狼疮等。

57　口腔黏膜病一定会癌变吗？

口腔黏膜病分很多种，有的经过合理治疗可以完全治愈；有的虽然经过合理的治疗和护理，但是会反复发作；有的没办法治愈，只能控制其发展；有的口腔黏膜病，包括口腔扁平苔藓、红斑、白斑、口腔黏膜下纤维性病变，属于癌前病变，不及时治疗可能癌变。所以，口腔的疾病千万不能小看，一定要及时到医院由口腔黏膜专科的医生检查治疗。

58　最常见的口腔黏膜病是什么？

最常见的口腔黏膜病是复发性阿弗他溃疡，俗称口疮。

口腔溃疡的显著特征是反复发作,溃疡数目由少到多,部位由前到后,具有游走性、多发性、自愈性等特点,通常 7～15 天即可自愈。溃疡多发于口腔黏膜、牙龈、舌体上下与侧面,以及咽喉部,溃烂面大如黄豆,小如米粒,表面附着白色溃烂腐膜。轻者可数月发生一次,重者间歇期逐渐缩短,逐年加重,甚至溃疡此起彼伏达数年、数十年不愈,并可导致体内多种并发症,直接影响着患者的身体健康及工作生活。目前,临床上对此病常施以药物控制症状,但难根治,故此病被医学界列为口腔病重大难题之一。

59 什么部位的口腔黏膜病更需要引起注意?

大量研究证明,不同部位的口腔黏膜对疾病的易感性不同,发生于不同部位的黏膜疾病也有不同的预后。但发生于口腔黏膜危险区域——口底-舌腹的"U"形区、口角内侧三角形区域、软腭复合体(包括软腭、悬雍垂、舌腭弓、磨牙后垫)黏膜区域的病损发生恶变的危险性较高,需要引起患者高度重视。

60 口腔黏膜出现哪些症状时,需要警惕癌变?

某些口腔黏膜的病损(癌前状态)发展为癌症的可能性较高或可直接发展成癌症且不易恢复正常。因此,患者应警惕此类有癌变倾向的口腔黏膜病损,并积极进行治疗,防止病损癌变。发生以下几种黏膜病损时,应引起患者的足够重视。

(1)口腔扁平苔藓(糜烂型):此型恶变率为 0.4%～2.0%。病变呈线状白色、灰白色花纹组成网状、树枝状等多种形状,可发生于口腔黏膜任何部位。白色线纹间及病损周围黏膜发生充血、糜烂、溃疡。患者有刺激痛、自发痛,可自觉黏膜粗糙、烧灼、木涩,遇辛辣、热、酸、咸味食物刺激时,病损局部敏感、有灼痛。

(2)口腔白斑病:是发生于口腔黏膜任何部位上的以白色为主的且无法定义为其他病损的疾病。患者可无症状或自觉局部黏膜粗糙、木涩,较周围黏膜硬。当病损出现糜烂或表面粗糙呈刺状或绒毛状突起,患者出现自发痛或刺激痛时应警惕癌变。据 WHO 发表的资料显示口腔白斑病患者有 3% ~5% 发生癌变。

(3)口腔红斑病:为出现于口腔内的红色的斑片,常见于舌缘部。当病损区内出现颗粒样微小的结节类似桑葚状,稍高于黏膜表面时往往是原位癌或早期浸润癌。

(4)盘状红斑狼疮:是一种慢性皮肤-黏膜结缔组织疾病,病损特点为持久性红斑,中央萎缩凹下呈盘状。位于唇部的病损发生癌变的概率较高,应引起患者重视。

(5)口腔黏膜下纤维病变(OSF):是一种慢性进行性具有癌变倾向的口腔黏膜病。患者自觉口干、灼痛,吃刺激性食物时有疼痛感,逐渐感到黏膜僵硬、进行性张口受限、吞咽困难。OSF 属于癌前状态,其与口腔鳞状细胞癌的发生密切相关。

61 常见的感染性口腔黏膜病有哪些?

常见的感染性口腔黏膜病有以下几种。

(1)单纯疱疹:是由单纯疱疹病毒所导致的皮肤黏膜病。临床上常表现为成簇的小水疱,且病损有复发性。传染源为口腔单纯疱疹病毒的感染者及无症状的带病毒者,可通过唾液、飞沫、疱疹液直接接触传播或通过衣物、餐具间接传播。病毒可直接通过黏膜或破损的皮肤进入人体。

（2）带状疱疹：是由水痘-带状疱疹病毒所引起。此病毒侵犯儿童可引起水痘，侵犯成人时则会引起带状疱疹，临床上常表现为沿神经分布的成簇状小水疱，并且常伴有明显的神经痛。水痘-带状疱疹病毒具有高度传染性。传染源为患者急性期水痘内容物及呼吸道分泌物，可通过飞沫、唾液等直接接触传染。此病在累及膝状神经节、面神经时会表现出面瘫、耳痛等症状。

（3）手足口病：又称为发疹性水疱性口腔炎，是一种儿童传染病，由肠道病毒所引起。临床上常以手、足、口腔黏膜疱疹或破溃后形成溃疡为主要特征。发病者皮肤、黏膜疱疹液和隐性感染者为传染源，本病主要经粪-口和（或）呼吸道飞沫传播，为直接接触传播。

（4）口腔念珠菌病：由念珠菌属的致病菌种引起的原发性或继发性感染，病变会侵犯皮肤、黏膜、内脏，表现为急性、亚急性和慢性炎症。部分类型的念珠菌病具有癌变倾向。

（5）口腔结核：由结核分枝杆菌侵犯黏膜引起的慢性感染。口腔内常见的病损包括，口腔黏膜结核初疮、结核性溃疡、口腔寻常狼疮。疾病活动期患者及无症状携带者为传染源，本病主要通过飞沫、唾液，接触受损皮肤黏膜造成直接感染。

（6）球菌性口炎：是由金黄色葡萄球菌、溶血性链球菌、肺炎双球菌等所引起的急性感染性口炎，临床上以形成假膜损害为特征。

（7）急性坏死性龈口炎：是由梭状杆菌和螺旋体感染所引起的急性坏死性溃疡性口腔病变。牙龈边缘及龈乳头顶端出现坏死，常呈"虫蚀状"，牙龈乳头消失变平，周围黏膜极易出血。本病在合并产气荚膜杆菌感染时会形成面部坏疽，溃疡产生的大量毒素可导致患者死亡，愈合后也会留有颜面部的严重缺损。

感染性口腔黏膜病若治疗不及时，有可能引起全身性的感染（如新生儿的口腔念珠菌病），当病原菌蔓延到食管、气管会引起念珠菌食管炎或肺念珠菌病，甚至部分患儿会出现广泛性皮肤念珠菌病；而坏死性龈口炎若治疗不及时同时又合并产气荚膜杆菌感染，有可能会引起面颊坏疽，坏疽产生的大量毒素有可能会导致患者死亡。

62　预防感染性口腔黏膜病，应注意什么？

（1）一部分口腔黏膜病的病原菌一旦感染人体会一直潜伏于体内，一部分病原体为条件致病菌，当机体免疫力下降时，菌群失衡，则会导致疾病。因此应加强身体锻炼，摄入充足的营养物质，提高自身免疫力和修复能力。

（2）减少与病患的直接接触，避免接触患者的污染物。

（3）注意保持口腔卫生，及时治疗口腔内潜在的病患。

63　新生儿鹅口疮口腔护理应注意哪些问题？

新生儿的鹅口疮又称急性假膜型念珠菌性口炎或雪口病，多在小儿出生后2~8天内发生，好发部位为颊、舌、软腭及唇。损害区黏膜充血，有散在的白色小斑点，亦可融合成白色或蓝白色丝绒状斑片，并可继续扩大蔓延，严重者可累及扁桃体、咽部。患儿烦躁不安、啼哭、吃奶困难，有时有轻度发热。少数病例可能蔓延到食管、支气管，还有可能并发幼儿广泛性皮肤念珠菌病等。因此针对新生儿鹅口疮的口腔护理，值得注意的有以下几点。

（1）经常用温开水擦洗婴儿口腔，将哺乳用具煮沸消毒，并保持干燥。

（2）产妇乳头在哺乳前，最好用 1∶5000 盐酸氯己定溶液清洗，再用冷开水擦干净。

（3）儿童在冬季宜预防口唇干裂，改正舔唇习惯。

64 复发性阿弗他溃疡有预防与根治的方法吗？会遗传吗？

复发性阿弗他溃疡（RAU）是最常见的口腔黏膜溃疡类疾病。因其病因及致病机制尚不明确，目前国内外未有根治 RAU 的特效方法。现认为 RAU 是由多种因素（激素水平的变化、精神心理因素、营养缺乏、免疫功能紊乱及系统性疾病）综合作用导致的。虽然该病会反复发作，但不会发生癌变。治疗目的是减轻疼痛、促进溃疡愈合、延长复发间歇期，减少复发。有些患者经过治疗是可以达到不复发的目的的。预防 RAU 复发，应注意以下几点。

（1）避免粗糙、硬性食物（膨化、油炸食品）和过烫食物对黏膜的创伤，注意营养均衡，少食辛辣、烧烤、腌制食物，保持有规律的进餐习惯。

（2）保证睡眠充足，避免情绪焦虑。

（3）养成每日定时排便的习惯。

（4）锻炼身体，提高自身免疫力。

（5）去除口腔局部刺激因素，保持口腔环境卫生。

（6）找专科医生治疗，服药后可以控制病情。

患者需要注意的是大而深、经久不愈、在同一个部位的溃疡，有刺激源的溃疡（如残根或牙齿咬伤引起的溃疡，可能是创伤性溃疡），应警惕这种溃疡癌变。目前研究表明复发性阿弗他溃疡的发病是有遗传倾向的。

65　哪种口腔溃疡应引起重视?

除复发性阿弗他溃疡以外,以下情况要引起重视。

(1)创伤性溃疡:残根残冠、尖锐的边缘嵴、牙尖对黏膜的长期慢性刺激;不良的修复体引起的损伤;婴儿吮吸拇指、橡胶乳头、玩具以及锐利的中切牙与舌系带过短引起的摩擦等不良刺激因素导致的创伤性溃疡,需要患者尽早就医,消除局部不良的刺激因素,纠正不良口腔习惯,以免病损恶化。

(2)患者除口腔溃疡外,还存在其他器官如生殖器、眼、关节、皮肤的病损时需要及时就医,尽早找出疾病原因,对症治疗。

(3)某些病毒性、细菌性感染的疾病,如疱疹性口炎、坏死性龈口炎,不仅存在口腔溃疡的表现还会有全身症状,如发热、头痛、淋巴结肿大等。若不及时就诊,情况严重时可危及生命。

66　导致口角糜烂的原因有哪些?

口角糜烂又称口角炎,是指发生于上、下唇两侧结合处口角区的炎症的总称,以皲裂、口角糜烂和结痂为主要症状。导致口角糜烂的原因主要有以下几种。

(1)由口角区创伤、严重的机械性刺激或不良的口腔习惯导致口角破损引起口角炎症。

(2)由真菌、细菌、病毒等病原微生物引起的炎症。如:牙齿缺失过多或因全口牙重度磨耗所造成口角区皱褶加深,唾液浸渍口角为白色念珠菌、链球菌或葡萄球菌感染提供了有利条件;患有长期慢性疾病或放疗、化疗后体质衰弱的患者,口角区易感染念珠菌;小儿患猩红热时口角区易感染链球菌;人类免疫缺陷病毒感染的患者易患艾滋病非特异性口角炎等。

(3)接触性口角炎:过敏体质的患者一旦接触变应原或毒性物质即可引起口角区局部充血、水肿、糜烂、皲裂、渗出液明显增多、疼痛剧烈。

(4)营养不良性口角炎:由营养不良(铁、蛋白质供给不足)、维生素缺乏(尤其是缺乏维生素 B_2)引起,或继发于糖尿病、贫血、免疫功能异常等全身性疾病。

导致口角炎的病因多种多样,治疗方法也不尽相同。患者应及早就医,找出病因,千万不可自己随意用药。

67 灼口综合征患者日常应注意哪些问题?

灼口综合征是以舌部为主要发病部位,以烧灼样疼痛为主要表现的一组综合征,常不伴有明显的临床损害特征,在绝经期前后妇女中发病率较高。患者可感到舌体麻木、刺痛、味觉迟钝、钝痛不适等。口腔伴随症状包括口干、舌乳头萎缩、黏膜上皮充血发红等;全身症状除贫血、更年期综合征的其他特殊症状外,一般有失眠、头痛、疲乏、易怒、注意力不集中等。

目前针对灼口综合征缺乏特殊有效的疗法,但心理治疗的作用不可忽视。患者除按医嘱服用相应药物外,还应放松心情,逐步改善自己的心理状态和行为方式,调整不良情绪。

68 哪些性传播疾病会引起常见的口腔表现?

部分性传播疾病会引起口腔出现不同类型、不同严重程度的病损。有时口腔的病损处理不当时会引起患者疾病的恶化,甚至有危及生命的可能。可引起口腔病损的性传播疾病有以下几种。

(1)梅毒:由梅毒螺旋体引起的一种慢性性传播疾病。因为梅毒螺旋体可侵犯人体几乎所有器官,所以梅毒的临床表现复杂多样。人是梅毒的唯一传染源,后天梅毒可通过性接触、血液接触或接触患者内衣、毛巾等间接传播;先天梅毒可通过胎盘垂直传染。

◎后天梅毒:一期梅毒的口腔病损多有发生于唇、舌、咽及面部皮肤无痛的硬下疳,即单个圆形或椭圆形的单个斑块,表面覆有黄色薄痂或灰白色假膜,可形成溃疡面,边界清晰,周边微隆起,触之较硬,病损附近可有肿大的淋巴结;二期梅毒多有发生于口腔黏膜的梅毒性黏膜炎或梅毒黏膜斑,病损呈灰白色、光亮而微隆的斑块,圆形或椭圆形,边界清楚,一般无自觉症状,当发生糜烂或浅表溃疡则出现疼痛;三期梅毒(晚期梅毒)的口腔黏膜损害主要是树胶肿、梅毒性舌炎和舌白斑。树胶肿多发生在硬腭,初期黏膜表面可有结节,结节逐渐增大破溃后形成溃疡,严重的可造成腭穿孔,患者出现发音和吞咽功能的障碍;舌乳头萎缩消失表现类似萎缩性舌炎,舌部有时呈分叶状,表面光滑伴有沟裂形成间质性舌炎。而梅毒性舌炎发生的白斑,容易恶变为鳞癌。

◎先天梅毒:先天梅毒的发病经过与后天梅毒相似,但不会发生硬下疳。其口腔内的标志性损害有哈钦森牙(形态异常的切牙)及桑葚牙(发生于六龄齿)。

(2)淋病:由淋球菌引起的泌尿生殖系统感染性疾病。人是淋球菌的唯一自然宿主,淋球菌主要侵犯黏膜。淋病可通过性接触或接触淋病患者分泌物或污染物间接传染。淋病患者的口腔病损主要为淋菌性口炎和淋菌性咽炎。

◎淋菌性口炎:表现为口腔黏膜充血、发红,可有糜烂或浅表溃疡,并覆有黄白色假膜,假膜易于擦去,呈现出血性创面。

◎淋菌性咽炎：表现为轻微咽痛和咽部红肿。

（3）尖锐湿疣：由人乳头瘤病毒（HPV）导致的皮肤黏膜良性赘生物。人是 HPV 的唯一自然宿主。尖锐湿疣主要通过性接触传染，少数通过间接接触传染。

口腔尖锐湿疣好发于舌背、唇、牙龈等，表现为单个或多个小的结节，可逐渐增大或融合，形成菜花状、乳头状赘生物，颜色呈肉色或苍白色。

（4）艾滋病（获得性免疫缺陷综合征）：是由人类免疫缺陷病毒（HIV）感染引起的进行性免疫功能缺陷，并继发各种机会性感染、恶性肿瘤和中枢神经系统疾病。HIV 可通过性接触、血液接触及母婴传播。HIV 感染者在潜伏期内可无明显的全身症状，但大多数感染者会出现各种口腔损害，有些还是早期出现。此外，有些口腔病损能预示 HIV 感染后的病情进展。主要的口腔病损有以下几种。

◎真菌感染：主要包括口腔念珠菌病及组织胞浆菌病。口腔念珠菌病是 HIV 感染者最常见的口腔损害，而且常在疾病早期发生，是免疫抑制的早期征象，其中假膜型最为常见，多表现为黏膜上白色膜状物，可擦去，常累及咽部、软腭、舌、口底等部位。

◎病毒感染：主要包括毛状白斑、单纯疱疹、带状疱疹、巨细胞病毒感染、乳头状瘤及局灶性上皮增生。其中毛状白斑被认为是患者全身免疫严重抑制的征象之一，常表现为双侧舌缘呈白色或灰白色斑块，有的可蔓延至舌背和舌腹，在舌缘呈垂直褶皱外观，若过度增生则呈毛绒状，不能被擦去。

◎卡波西肉瘤为 HIV 感染中最常见的口腔恶性肿瘤，在口腔中好发于腭部和牙龈，起初多表现为单个或多个褐色或紫色的斑块和结节，早期病变平整，逐渐发展高于黏膜，可有分叶、溃烂或出血表现。

◎HIV 相关性牙周病：主要有牙龈线性红斑、HIV 相关性牙周炎、急性坏死性溃疡性牙龈炎和坏死性牙周炎。

◎溃疡性损害:发生复发性阿弗他溃疡,口腔黏膜出现单个或多个反复发作的圆形或椭圆形疼痛性溃疡。

◎非霍奇金淋巴瘤:常以无痛性颈、锁骨上淋巴结肿大为首要表现,病情发展迅速,易发生远处扩散。其在口腔内好发于软腭、牙龈、舌根等部位,表现为固定而有弹性的红色或紫色肿块,伴有或不伴有溃疡。

◎儿童HIV感染者的口腔表现:以口腔念珠菌病、口角炎、腮腺肿大、单纯疱疹多见。

◆◆ 趣味讲述:夜磨牙与颞下颌关节病 ◆◆

一些家长对孩子的夜磨牙似乎已经习惯,一是想,孩子长大了会好;二是觉得对健康妨碍不大。真是这样吗? 不是。夜磨牙可能导致颞下颌关节紊乱。症状为耳前疼痛,放射到颞部疼痛。患儿不能大张口,难以咀嚼坚硬的食物。这些症状严重影响生活。

磨牙是在非进食情况下发生的不自主的咀嚼运动,在夜间睡眠中发生即叫夜磨牙。因无食物的缓冲、缺乏唾液的润滑,加之往往用力大、速度快,所以会导致明显的牙齿磨损,而关节亦无节制地在运动,从而磨坏了关节,累及与关节相关的肌肉。这里有三问题:造成夜磨牙的因素是什么? 夜磨牙为什么会伤及颞颌关节? 夜磨牙怎样治疗?

第一,造成夜磨牙的因素:神经紧张、心理焦虑、抑郁、愤怒等心理因素;胃肠道疾病、内分泌紊乱;过度疲劳及从事精细工作,如运动员、钟表匠等;体内缺乏微量元素;长期磨牙形成的习惯性磨牙症;工作压力大,身体劳累,长期生活不规律;牙齿排列不齐、咀嚼肌用力过大或长期用一侧牙咀嚼,以及牙齿咬合关系不好等。

第二,口腔里每一颗牙齿都与颞颌关节密切相关。因为有了关节,才有了咀嚼运动;如果关节坏了,嘴巴的开合就会受影响。反之,咀嚼一样影响关节。任何一颗牙没有生长好,关节就处在适应的状态。如智齿若歪歪斜斜地生长,多年后可导致颞颌关节病;修复牙、种植牙、补牙技术不到位,都会影响关节。

第三,夜磨牙症患者可以在夜间佩戴磨牙𬌗垫。因为患磨牙症者不是每晚都磨牙,只是一段时间内磨牙,间隔时间长。只要在磨牙期晚上佩戴磨牙𬌗垫,磨牙的时候磨的是𬌗垫,软的𬌗垫有一定的缓冲作用,防止了牙齿与关节的磨耗损伤。

69 颞下颌关节有哪些常见的疾病?

张口、说话、咀嚼、大笑均是颞下颌关节(见下图)的功劳。它是颌面部唯一的可动关节,既具有一定的稳定性又有多方向运动的灵活性。颞下颌关节与肌肉联合作用,可完成包括咀嚼、吞咽、言语及部分表情等功能运动。

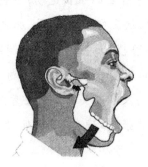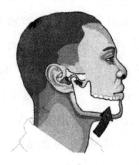

颞下颌关节

常见的颞下颌关节疾病主要有颞下颌关节紊乱综合征、颞下颌关节脱位、颞下颌关节强直等。一旦疾病发生,上述活动都将受到影响。

70 哪些原因可以导致颞下颌关节紊乱综合征?

导致颞下颌关节紊乱综合征的原因有许多,主要有以下几种。

(1)精神因素:颞下颌关节紊乱综合征的患者常常有情绪焦急、易怒、精神紧张、好激动及失眠等症状。

(2)咬合关系:患者多有咬合关系明显紊乱的情况,如咬合干扰、牙尖早接触,严重的锁𬌗、深覆𬌗,多数后牙缺失,咬合面过度磨耗等。

(3)关节负荷过重:经常咬坚硬食物、夜间磨牙,以及紧张时咬牙的习惯,使颞颌关节负荷过重,导致本病的发生。

(4)偏咀习惯:单侧咀嚼的习惯会引起两侧关节不均衡运动,并影响两侧颌骨的发育和肌力量的平衡。长期的偏咀习惯易致颞颌关节功能紊乱。

(5)外伤、打哈欠张口过度、突然的寒冷刺激、不良坐姿及牙齿疾病等,也可造成颞颌关节、周围肌群和韧带的损伤而致发病。

(6)营养不良、内分泌失调等也与本病的发生有一定的关系。

71 颞下颌关节紊乱综合征有哪些临床表现?

颞下颌关节紊乱综合征的发展过程一般有三个阶段:功能紊乱阶段、结构紊乱阶段、关节器质性破坏阶段。临床表现一般有以下三个主要症状。

(1)下颌运动异常:正常成人自然开口度平均约 3.7 cm,开口型不偏斜,呈"↓"。本病患者则会出现开口度异常(过大或者过小)、开口型异常(偏斜或者歪曲)、开口和闭口时关节有绞锁等。

(2)疼痛:主要表现为开口和咀嚼运动时关节区或关节周围肌群的疼

痛。如关节有器质性破坏或肌痉挛时,相应的关节区和肌组织会有压痛。

(3)关节弹响和杂音:正常颞颌关节在下颌运动时无明显的弹响和杂音。本病常见的异常声音有:①弹响音,即开口运动中有"咔、咔"的声音;②破碎声:即开口运动中有"咔叽、咔叽"的破碎声音;③摩擦音,在开口运动中有连续的、似揉玻璃纸样的摩擦音。

此外,患者还常伴有许多其他症状,如各种耳症、眼症,以及吞咽困难、语言困难、慢性全身疲劳等。

72 得了颞下颌关节病该怎么办?

由于颞下颌关节病需要准确的诊断和系统的治疗,所以患者应当尽早到医院就诊。该病无法自行恢复,患者不宜拖延病情或自行采取一些偏方进行治疗,或者是放任不管。自我保护要做到:限制大张口,改变偏咀嚼;少吃坚硬食物;避免吹冷风。

73 诊断颞下颌关节疾病,需要进行哪些检查?

就医时,医生会根据患者的临床症状、关节病史,检查颞颌关节运动异常(开口度过大或过小,开口型偏斜歪曲)、是否有关节(即耳前区)弹响等。必要时可能需要进行 X 线片检查、CBCT(锥形束 CT)检查、关节内窥镜检查,以及咬合模型、下颌运动轨迹等检查,以便确诊。

X 线片检查可发现关节间隙的改变和骨质的改变,关节造影可发现关节盘移位、穿孔及关节周围组织的变化;关节内窥镜检查可直接观察关节腔内的病变,根据观察到的结果直接作出诊断,还可以在镜下取材做活检。一般提倡进行磁共振成像(MRI)检查,它可以检查关节盘的位置及损害程度。

74 颞下颌关节紊乱综合征患者应注意哪些问题?

轻症的患者除了采用一些理疗的方法,平时还应注意以下问题。

(1)饮食类别原则上不予限制,但应避免咀嚼生冷、坚硬的食物。

(2)消除精神紧张的心理状态,保持精神乐观、放松、心胸开阔的心态。注意劳逸结合,积极参加文体活动。

(3)工作紧张时不要养成咬牙的习惯。

(4)勿大张口,打哈欠时要注意保护颞下颌关节。

(5)冬季注意面部防寒保暖。

(6)拔除阻生牙时,注意保护颞下颌关节;进行其他口腔治疗时,不能长时间大张口。

特别严重的颞下颌关节紊乱综合征患者可能需要采取手术治疗修复的方法。

75 颞下颌关节强直有什么危害?

颞下颌关节强直按病变部位可分为关节内强直和关节外强直两种类型,但不论哪种类型,其主要临床表现为下颌骨运动障碍或下颌骨不能运动,即患者不能张开口。

常见的病因主要为外伤,其次是炎症、放射治疗等。外伤会造成颞下颌关节及其附近的肌肉、皮肤、黏膜等组织出血和炎症,继而发生纤维瘢痕或者骨性粘连,最终造成患者无法张口。邻近器官的化脓性炎症(牙齿的根尖周炎、中耳炎等)扩散至颞下颌关节,也可造成颞下颌关节强直。

若病程较长,可致患者营养不良等;发生在幼年的关节强直会影响下颌骨发育、颌面部发育畸形,严重畸形者可伴有睡眠呼吸暂停综合征。

76 人体的唾液腺有几个? 有什么作用?

听到他人谈论酸的食品,口腔里就会有口水。"望梅止渴"的成语就与人体唾液腺有关。

"口水"是唾液的俗称,由口腔内大唾液腺所分泌。它具有润滑口腔黏膜、溶解食物和便于吞咽的作用,其中还含有淀粉酶和溶菌酶,能帮助清洁口腔、缓冲不良刺激、具有消化和杀菌作用。人体每日分泌的唾液量为1000 ~ 1500 mL。

人体有多个唾液腺。大唾液腺有三对,分别为腮腺、舌下腺和下颌下腺,其分泌的唾液,通过导管流入口腔。小唾液腺分布于口腔各部黏膜中,如唇、颊、舌、腭。

下颌下腺的导管向前与舌下腺导管汇合并开口于口底舌下肉阜(见下图)。

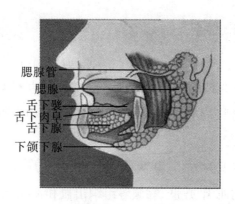

下颌下腺及舌下腺内侧面

腮腺的导管开口位于上颌第二磨牙对应的颊黏膜处(见下图),常被人们误认为是颊黏膜上的肿块。还有部分强迫症患者喜欢有意无意地用牙齿咬这部分黏膜,最终导致癌变。

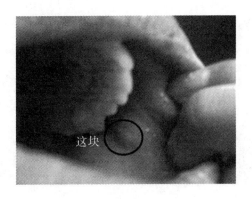

腮腺导管开口

77　唾液腺常见的疾病有哪些?

发生在唾液腺的常见疾病主要有流行性腮腺炎、唾液腺导管结石、舌下腺囊肿等。

(1)流行性腮腺炎属于儿童和青少年期常见的呼吸道传染病,是由腮腺炎病毒引起的急性感染,常表现为一侧或两侧腮腺区组织肿大、发热、疼痛。在患者张口、咀嚼时,疼痛会加剧。严重的患者会出现全身性症状如发烧等。

(2)唾液腺导管结石可发生于人体的三对唾液腺中。每当患者进食或饮用酸性食物、饮料时,唾液腺会条件反射性产生唾液,但由于结石堵塞唾液腺导管,唾液无法正常排出,使得患者在进食时出现唾液腺胀痛。

(3)舌下腺囊肿(见下图)主要是由于舌下腺导管堵塞,唾液不断生成、潴留所形成的囊肿。囊肿常位于口底一侧黏膜下,呈淡蓝色肿物。较大舌下腺囊肿可波及对侧口底。囊肿因创伤而破裂后会流出黄色或蛋清样液体,囊肿会暂时消失。待创口愈合后,囊肿会再次形成。

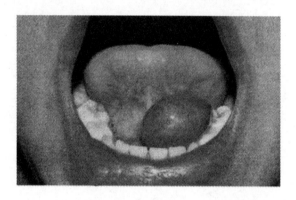

舌下腺囊肿

78 唾液腺结石形成的原因是什么?

目前研究认为细菌感染、炎症、唾液成分及浓度的改变、饮水少或全身性因素可以破坏唾液中无机物的饱和状态,导致无机盐晶体析出、沉淀,在导管中沉积钙化形成结石;此外唾液腺导管出现狭窄、息肉、扭转等也会造成结石形成。

79 如何判断自己是否有唾液腺结石?

如果唾液腺结石非常小,没有堵塞导管,如前所述的临床症状不够明显,患者自己可能发现不了。

较大的唾液腺结石,可能会造成局部肿胀、隐痛,在进食或其他刺激引起唾液分泌的情况下胀痛会更加明显。此外,患者甚至可以触摸到导管处坚硬的结石。在进食结束数小时后,肿大的唾液腺会逐渐恢复正常,但再次进食刺激会再度引发唾液腺的肿痛。

若唾液腺结石过大,完全堵死导管时,会形成唾液腺囊肿。

80 唾液腺结石需要进行哪些检查确诊?

唾液腺结石较小时,因患者无明显临床症状,通常在做口腔内其他治疗时被医生发现。

一般唾液腺结石会在 X 线片中显现。如果结石在普通 X 线片下无法显现,就需要进行某种更细微的检查,如 CT 扫描、磁共振成像(MRI)、唾液腺造影术、唾液腺内窥镜等方法。

◆◆ 趣味讲述:口腔疾病预防知识 ◆◆

很多患者只知道口腔会生疮,会有"火气",竟不知道口腔也会长癌。有一位患者因舌疼痛来口腔科就诊。一位老专家视诊与触诊后建议最好做一个活检。患者妻子说:"这是火气,我们想请你开一点降火的药吃吃。"老专家反复解释,患者家属不信,反问:"口腔也会有癌?没有听说过。"在妻子的坚持下,两人离开了口腔科。

口腔颌面部一样会发生肿瘤。肿瘤也分为恶性与良性。良性肿瘤包括囊肿、瘤样病变;恶性肿瘤有癌、肉瘤、淋巴瘤等病变。

常见的良性病变主要有:软组织囊肿(包括皮脂腺囊肿、黏液囊肿唾液腺囊肿、皮样囊肿、表皮样囊肿、甲状舌管囊肿、鳃裂囊肿等)、硬组织囊肿(包括含牙囊肿、角化囊肿、根尖周囊肿、面裂囊肿等)、成釉细胞瘤(恶变率约为 1%)、涎腺多形性腺瘤,其中有恶变可能的有血管瘤、脉管畸形等。

口腔颌面部常见的恶性肿瘤以鳞状细胞癌为主,占全身肿瘤的5%,常发生于舌、颊、牙龈、口底、唇等处。

三个月后,这位患者又来了。患者说:"我还是想手术。我颈部都有淋巴结了,是不是转移了?"答案:"是。"这位患者就是错过了最佳手术期。

81 口腔哪些病变可能与肿瘤有关,需要引起注意?

若发生以下几种病变需要引起患者的重视。

(1)口腔内的溃疡病变:口腔溃疡是常见的口腔病变,但发生以下改变时需要患者及时就医排除溃疡恶变的可能,如溃疡经久不愈(超过 2 周)、溃疡边缘不整齐、中央凹凸不平呈菜花状、有恶臭气味等。

(2)迅速增大的痣、黑色斑块:口腔颌面部出现迅速增大、边缘不整齐的痣及黑色斑块,有时会伴有压痛、溃疡等症状。

(3)出现不明原因的疼痛、麻木日益加重:早期病变一般无痛或仅有局部异常摩擦感,病变发生溃破后疼痛明显。随着肿瘤进一步侵犯神经,可出现局部组织麻木(下唇、颊麻木等)、运动障碍(如舌体运动灵活度受限、开闭口运动受限等)、不明原因的嘴眼歪斜等面瘫症状等。

(4)牙齿松动:口腔内出现无症状的牙齿松动,而且是多数牙齿的松动。

(5)不明原因的淋巴结肿大:这主要因为口腔癌多向附近的颈部淋巴

结转移,有时原发病灶很小,甚至症状还不明显,但颈部淋巴结却发现了转移的癌细胞。因此,颈部淋巴结若突然肿大,需及时就医进行专科检查。

(6)异常的黏膜改变:口腔黏膜变得非常粗糙,出现硬结、白斑破溃、凸起或出现颗粒状肉芽肿并伴有灼痛感,需要引起重视。

需要提醒的是患者即使出现上述症状,也不能肯定患者一定患上了癌症。癌症的诊断需要依赖临床检查、详尽的辅助检查(如病理活检、细胞穿刺)等。因此,当患者出现上述危险症状时需要及早就医,早期明确诊断,对症治疗。

82 怎样预防口腔癌的发生?

为避免口腔癌症的发生,需要注意以下几点。

(1)减少吸烟与饮酒:目前研究已证实,吸烟、饮酒、咀嚼槟榔均是癌症发生的风险性因素。应尽量减少吸烟、饮酒与咀嚼槟榔的次数。

(2)平衡饮食,粗细搭配,合理营养。

(3)养成良好的口腔卫生习惯。认真刷牙,饭后认真漱口。选择正确的口腔清洁工具清洁牙间隙等。

(4)睡眠规律,积极锻炼,提高自身免疫力。保持心情愉悦。

(5)定期进行口腔检查:及时发现并尽早解决口腔问题,如拔掉残根、残冠(不能修复的牙)、戴良好的假牙,避免刺激组织继发癌变。残根、残冠、不良修复体及假牙长期刺激口腔黏膜就可能引起舌癌、颊癌、牙龈癌。

83 抽烟对口腔有害吗?

抽烟对口腔的危害很大。

(1)抽烟容易引起牙周病:研究发现,每日抽烟 10 支以上者患牙周疾病的概率明显增加。吸烟会促进牙结石形成,烟草中的有害物质可以使牙龈红肿,牙周袋形成,从而导致牙齿松动。

(2)吸烟的人口中会有一股特殊的臭味,这是因为烟草中的化学成分通过口腔及肺部吸收至血液中,这些挥发性物质又通过呼吸道从口腔、鼻腔排出,形成独特的口臭。

(3)烟草里所含的有害成分会损伤口腔,而且吸烟使唾液中免疫球蛋白量减少,导致抵抗力下降。据报道,吸烟者平均有 14% 的人要患口腔白斑病,而口腔白斑患者又有 4% 的人可发展为口腔癌患者。

(4)吸烟会刺激发生唇癌、白斑,加重扁平苔藓的症状。

84 口腔疾病可以预防吗?

口腔疾病是可以通过日常的口腔护理、良好的口腔习惯、定期的口腔检查等预防的。

日常生活中有很多习惯是不利于牙齿健康的,但往往因为牙体损害早期并没有明显的疼痛、缺损,难以引起患者的注意或常常被忽视。所以,需要大家建立这样一种观念——疾病在防不在治,做好预防更重要!

85 哪些习惯不利于牙齿的保健?

在日常生活中,常见的损害牙齿的习惯主要有以下几种。

(1)用牙齿开啤酒瓶盖:很多成年男性会有这种习惯,觉得用牙齿开啤酒瓶盖很有"男人味",殊不知这种习惯最伤牙齿。开啤酒瓶盖子需要很大的力气,而这么大的力单单作用在一颗牙齿上很容易造成牙齿的劈裂,而完全劈裂开的牙齿是没得救的。

（2）用硬毛牙刷横向用力刷牙：牙齿是需要保护的，过度用力使用硬毛牙刷横向刷牙会导致牙齿的缺损。当缺损累及深层牙本质时，喝冷水和吃酸的东西都会觉得牙齿很酸。

（3）夜磨牙：夜间的磨牙症也会造成牙齿不正常的磨耗，使牙齿最外层的牙釉质层磨损，暴露牙本质，也会造成牙本质敏感症。而且随着牙齿变短，面容会更显老，不利于美观。这种情况需要到正规医院、门诊就诊，佩戴𬌗垫以减轻牙齿磨耗。

（4）用牙签剔牙：有些人吃过饭后总喜欢拿支牙签剔牙，殊不知越用牙签剔牙，牙齿缝隙就会越大，塞牙的情况也会更严重。这主要是因为牙签相对较粗，较硬，而且竹牙签有毛刺，会刺激牙龈，导致牙龈萎缩，牙根暴露，增大牙缝。此外，使用牙签剔牙是一个利用杠杆力的过程，一部分食物残渣被剔出到牙齿外面，必然会有一部分食物残渣被挤向牙龈的更深部，导致牙龈发炎、肿胀。目前建议使用牙线、牙间隙刷清洁牙间隙。

（5）偏侧咀嚼：在牙齿咀嚼的过程中，唾液对牙齿有一定的自洁作用。偏侧咀嚼者，缺乏咀嚼的一侧口腔卫生极差，容易导致各种牙齿的疾病，如龋齿、牙龈炎等，长此以往，会导致牙髓炎、牙周病等。此外咀嚼侧咬肌发达、未咀嚼侧咬肌萎缩，会导致面部不对称，一侧脸大、一侧脸小。

（6）不良睡眠习惯：有的人习惯在睡觉时把手肘、手掌、拳头等枕在一侧脸的下方，或是喜欢经常用手托着一边的腮帮子，这些习惯对颌面部的正常发育及面部对称性发育都有影响。

（7）睡前吃糖：糖是口腔中的乳酸菌赖以生存的养料。糖分在细菌的新陈代谢过程中不断产生乳酸，腐蚀牙齿形成蛀洞。白天吃糖时有很多唾液分泌，再加上吃完东西还要喝水，可以把附着在牙齿上的糖分冲洗掉，而晚上睡觉的时候唾液分泌减少，也很少喝水，睡前吃糖就很容易引发龋齿。

（8）不要在街头巷尾的"地摊牙医"处治牙。一是容易感染，严重者会得破伤风。二是技术不高的修复还可能导致口腔癌。

86 日常生活中,有哪些保持口腔卫生的方法?

保持口腔卫生的方法有很多,现介绍如下。

(1)漱口:饭后漱口,可漱掉口腔内的食物残渣。如用茶水漱口则更好,因茶水里含氟和鞣酸,可预防龋齿和牙龈炎。用食盐水漱口,也可防止牙龈炎。如使用含氟化钠、氯己定或氯化锶的牙膏,还可预防龋齿、牙周病和牙齿过敏。

(2)漱口方法:这是中医学中介绍的方法。方法是闭口、鼓腮与唇作漱口动作,同时舌左右转动,使口腔内唾液增多,利用唾液冲洗牙面和牙缝,一般每次鼓漱 5 分钟,然后吐掉唾液。此法可增强牙齿和口腔的抵抗力。

(3)正确的刷牙习惯:要从小养成刷牙的习惯,一般在小孩两岁时就要教会他刷牙,而且最好每天刷两次,早晨一次,晚上临睡前一次。

(4)洁牙:又称洗牙,可以清除牙结石,而多数刷牙出血和牙龈肿痛都是牙结石造成的,所以每半年到一年要洁牙一次。

(5)学会正确使用牙线或者牙线棒:牙线是我们常用的一种清洁牙齿的工具,它较细的身材,可以深入到牙缝之间,能更深入地清洁牙齿缝内的杂质。

87 怎样及时发现口腔问题并及早就医?

虽然没有专业的工具和设备,但在日常生活中,可以用一些简单的办法检查、了解自己口腔的健康情况。

如果发现自己的口腔出现以下 1~3 个症状,说明需要及时就医防止口腔问题进一步恶化;如果出现 3~6 个症状,需要尽快治疗口腔问题;如果出现 7~8 个症状,说明口腔牙齿已经处于非常不健康的状态,必须马上进行有效治疗。

（1）口腔内有持续的口气或口臭。

（2）口腔内可看到明显的牙结石和牙渍。

（3）通过照镜子可以检查牙龈是否有红肿、出血或萎缩出现牙根暴露的情况,或刷牙及啃食较硬食物如苹果、煎饼时,出现牙龈出血的症状。

（4）对着镜子看到牙齿有龋洞或有实质性缺损。

（5）牙齿有不同程度的松动,牙缝隙不断增大。

（6）夜间出现牙痛。

（7）在食用冷、热食物时,牙齿出现敏感酸涩,甚至有一过性疼痛。

（8）口腔黏膜出现异常情况包括水肿、糜烂、溃疡、硬结等情况。

88　口腔有必要定期检查吗？

口腔是需要定期检查的,定期检查不但可以及时发现口腔内的牙齿问题,还可以发现口腔内黏膜的癌前病变及颞下颌关节的异常,得到相应的口腔宣教知识及特殊时期的口腔保健方法。成年人六个月至一年进行一次口腔检查,儿童三至六个月进行一次口腔检查就可以了。儿童因为处于生长发育时期,口腔内牙齿的情况变化比较快,可能出现的问题比较多,不同时期需要注意的问题也有差别,所以相对于成年人来说,进行口腔检查应更频繁。

89 如何正确刷牙？

刷牙是控制菌斑的基本方法,其目的在于清除牙面和牙间隙的菌斑、软垢与食物残渣,减少菌斑的堆积,防止牙结石的形成。但不当的刷牙方法不仅不能起到清洁作用,反而会引起各种不良后果,如牙龈萎缩、牙体磨损、牙颈部楔状缺损等。

伤残人士可选用电动牙刷进行口腔清洁。

儿童处于发育阶段,手的灵活性受限,可采用圆弧刷牙法:在闭口情况下,牙刷进入颊间隙,刷毛轻轻接触上颌最后磨牙的牙龈区,用较快、较宽的圆弧的运动方式,让牙刷从上颌牙龈拖拉至下颌牙龈。清洁前牙时,牙齿切缘对齐,进行连续的圆弧形颤动,舌侧面与腭侧面需要往返颤动,由上颌牙弓到下颌牙弓。

下面介绍一种有效清除龈沟内和牙面菌斑的刷牙方法。

Bass 刷牙法:将牙刷刷头放置于牙颈部,刷毛指向牙根方向(上颌牙向上,下颌牙向下),与牙面约呈 45°角,轻微加压,使刷毛一部分进入牙龈沟内,一部分接触牙龈。

从后牙颊侧开始以 2 ~ 3 颗牙为一组开始刷牙,在同一个部位短距离水平颤动 8 ~ 10 次,然后将牙刷向牙冠方向转动,拂刷牙齿颊面。刷完一组牙后,将牙刷移向下一组牙齿(注意两组牙齿需要有重叠区域),继续拂刷,按顺序刷完上、下牙齿的颊(唇)面。

同样方法拂刷后牙的舌(腭)侧。

刷上前牙舌面时,将刷头竖放在牙面上,使前部刷毛接触龈缘,自上而下拂刷。刷下前牙舌面时,自下而上拂刷。

刷牙齿咬合面时,刷毛指向咬合面,稍用力前后短距离来回刷。

90　为什么每天都刷牙还会有牙结石？每天要刷几次牙？

　　刷牙能清除牙齿和舌苔表面的食物残渣和菌斑；牙线及牙间隙刷能清除存于牙齿间隙的菌斑。但即使每天认真刷牙、坚持用牙间隙刷等也阻止不了牙菌斑在口腔内很隐蔽的地方定植、繁殖，逐渐钙化成牙石，对口腔健康形成威胁。尤其是牙齿拥挤、有不良修复体或佩戴正畸保持器的人，更易因清洁不到位而形成牙石；部分人群唾液中含无机盐的比例较高，使得软垢更易钙化；再如某些喜欢吃软而黏的食物的人群，容易沉积牙石。

　　刷牙清除牙菌斑数小时后，菌斑可以重新在清洁的牙面上附着，不断堆积，尤其是在夜间入睡后，唾液分泌减少，细菌更易生长。研究表明，无论采用何种牙膏刷牙，在刷牙 8 小时之后，牙面残留的菌斑均已重新恢复到刷牙前的水平。因此，每天至少要刷牙两次，早晚各刷一次，每次刷牙时间至少 2 分钟，晚上睡前刷牙更重要。此外用餐后最好不要立刻刷牙，避免牙齿钙离子流失。

91　如何正确选择牙刷？

　　不同年龄和口腔情况的人可选用不同的牙刷。

　　(1)普通保健牙刷应具有以下特点：①刷头小，以便在口腔内(尤其是口腔后部)转动自如；②刷毛排列合理，一般为 10 ~ 12 束长，3 ~ 4 束宽，各束之间有一定间距，既有利于有效清除牙菌斑，又可使牙刷本身容易清洗；③刷毛柔软，长度适当，刷毛顶端圆钝，避免牙刷损伤牙齿和牙龈；④牙刷柄长度、宽度适中，并具有防滑设计，使握持方便、感觉舒适。

　　(2)特异型牙刷是为了适应口腔的特殊情况(如口腔正畸的患者)和

特殊目的(如清洁义齿)而设计的,种类繁多,可根据自身需要选择。

　　使用电动牙刷刷牙的清洁效果是否优于手动刷牙的清洁效果呢?

　　最初电动牙刷只能单纯地模仿手动刷牙的运动方式,其设计是为了方便残疾人、儿童以及手灵活度受限者的口腔清洁。随着科技发展,出现了可以旋转、摆动、脉冲或高频振动的电动牙刷,甚至出现了能够清洁普通牙刷难以触及的牙间隙及牙颈部菌斑的声波振动牙刷。但拥有高效清洁功能的电动牙刷价格从几百元至几千元不等,亦不能排除市场上一些不良商家以次充好。目前临床上,仍推荐使用手动牙刷,而对于手灵活度受限、残障人士,鼓励其适当选择电动牙刷以提高刷牙效率,保证口腔清洁效果。

　　有临床试验结果证实,一般牙刷使用 3 个月后(每天刷牙两次,每次三分钟),刷毛会有一定程度的弯曲,不仅清洁效率会下降,不能达到预期的口腔清洁效果,还会擦伤牙龈。目前建议 3 个月换一次牙刷。

92　如何正确选择牙膏?

　　牙膏是辅助刷牙的一种制剂,可增强刷牙的摩擦力,帮助去除食物残屑、软垢和牙菌斑,有助于消除或减轻口腔异味,使口气清新。成人每次刷牙只需用大约 1 g(长度约 1 cm)的膏体即可。如果在牙膏膏体中加入其他有效成分,如氟化物、抗菌药物、控制牙石和抗敏感的化学物质,则分别具有防龋、减少牙菌斑、抑制牙石形成和抗牙齿敏感的作用。

　　含氟牙膏有明显的防龋效果,其在世界范围的广泛应用是龋病发病率大幅度下降的主要原因之一。使用含氟牙膏刷牙是安全、有效的防龋措施,特别适合于有患龋倾向的儿童和老年人使用。但应该注意的是:牙膏不是药,只能预防口腔疾病,不能治疗口腔疾病,有了口腔疾病还是应该及时就医治疗。

含某些广谱抗菌药物和化学制剂的牙膏可减少菌斑、龈炎与牙结石的形成,对牙周健康起到积极作用。但长期应用有可能会引起口腔菌群失调,导致微生物产生抗药性等。

选择药物性牙膏更需要注重其功效、安全性、专业人员与机构的认可程度,其次是香型、价格等。

93　牙刷选择或刷牙方法不当会产生什么不良结果?

刷牙是维持口腔卫生的基本方法。牙刷选择不当或刷牙方式不正确,非但不能有效清洁牙齿反而会造成牙体的损伤。

(1)软组织创伤:在刷牙过程中用力过大、刷毛过硬会致使口腔黏膜、系带、牙龈出现创伤性出血、溃疡等。

(2)牙体磨损:刷毛过硬、牙膏中颗粒过大、刷牙速度及力度不当等,产生高强度、反复的机械摩擦,会造成牙体硬组织的快速丧失,可引起牙本质敏感、牙齿咬合面降低,继而引起颞下颌关节功能紊乱综合征等。

(3)楔状缺损:多发生于口角处牙齿唇面及颊面颈部。典型的牙颈部缺损由两个夹面组成,口大底小,呈楔形。缺损加深导致牙本质敏感、食物嵌塞、牙髓和根尖周疾病,严重时牙体可发生折断。

94　漱口时应注意什么?

(1)漱口时间:通常是在饭后。饭后漱口可清除食物碎屑,清新口气,每次含漱2~4口即可。口腔溃疡患者或行牙周洁治和牙周手术前后,可用漱口液含漱 1 分钟,每小时含漱 1~2 次,每次连续含漱 2 口即可。

(2)每次用量:漱口效果与漱口液用量、含漱力量、鼓漱次数有关。应根据每个人的口腔大小含入适量的漱口液,用力鼓漱,才能有效清除口腔内的食物残渣或异物,达到含漱的目的。通常含漱一次的用量为5~10mL。

(3)药物漱口液:部分药物漱口液只用于牙周洁治和手术后,不作为日常口腔护理用品,不能用于长期日常护理。当口腔疾病痊愈后,就应停止使用,以免引起口腔内正常菌群失调和产生耐药性。

(4)漱口方法:有鼓漱、含漱两种。口腔治疗后 24 小时不宜鼓漱。应该含漱药物漱口液。饭后宜鼓漱。

95 在选择、使用牙线方面有哪些注意事项?

市面上牙线种类众多,选用牙线不宜过粗或太细。含蜡牙线一般用来去除牙间隙的食物残渣和软垢,但不易去除菌斑;不含蜡牙线上有细小纤维与牙面接触,利于去除菌斑。

牙周病患者使用牙线之前,应首先进行龈上洁治和根面平整术,使之与牙齿的解剖外形一致,以免钩住牙线;有不良修复体的患者需要摘除或磨光邻面充填体悬突等。

市场上出售的牙线多种多样,使用方法也不尽相同。一般可以根据产品说明书进行使用。这里主要介绍两种常见的牙线的使用方法。

(1)普通牙线:普通牙线一般是装在一个带滚轮的小圆盒内,牙线缠绕在滚论上,使用时,可以很方便地拉出来,也方便携带。

首先,拉出一段牙线,具体长度以自己适合使用为准。一般牙线盒上要求的长度太长,浪费了很大一部分。将牙线的两头缠在两只手的食指上,两手把牙线绷直,然后慢慢地放入牙缝之内(可以左右滑动着向下放入),轻轻地放到牙缝的底部,这时开始往牙齿一侧方向拉出,去掉杂质之后,再用同样步骤操作牙齿的另一面。就这样反复处理其他牙缝。

但是要注意一些小细节:①牙线放入牙缝时要慢慢滑动,以免太过用力伤害到牙龈。②牙线最好是每天晚饭后使用一次,用得过多对牙齿也有伤害。③牙线并不能代替正常的刷牙及漱口。④牙线是一次性的用品,用后请不要再次使用。⑤一定要购买正规品牌的牙线,以免牙线本身对身体造成危害。

(2)牙线棒:牙线棒的正确使用方法较手动牙线简单,只要掌握以下使用动作要领即可。①牙线棒的牙线部分对准牙间隙,然后左右移动,慢慢滑进牙缝。注意动作要慢,不要强行进入,否则可能损伤牙龈。②由牙齿邻面最贴近牙龈的地方开始,把牙线紧贴其中一边牙齿邻面,令牙线成为"C"形,轻轻上下拉动牙线,清洁该牙齿邻面。③然后把牙线紧贴另一边的牙齿邻面,使用同样方法操作。④完成后,将牙线棒轻轻滑出牙间隙。⑤清洗牙线棒,然后清洁其他牙齿。如果牙线棒的牙线已经散开,需要换新的牙线棒。

96 口臭是什么原因引起的?

口臭可分为生理性口臭、病理性口臭及其他原因引起的口臭。

(1)生理性口臭:在唾液分泌减少、口腔自洁作用受抑制时,食物残渣和脱落的上皮细胞易发生腐败而产生不良气味,通常在睡眠后口腔易出现异味,但持续时间短,经正确的口腔卫生措施可很快消除。

(2)病理性口臭:可分为口源性口臭和非口源性口臭。

◎口源性口臭，主要因口腔微生物消化口腔内滞留物质产生异味。口腔卫生状态差产生气味，如菌斑、软垢、龈炎、牙周病、龋齿、大量牙石堆积；口腔癌变组织产生持续异味；各种原因引起的口腔干燥症导致唾液量减少加重口腔厌氧菌作用引起口臭等。

◎非口源性口臭：包括呼吸道来源的口臭、血液来源的口臭及食物引起的口臭。慢性上颌窦炎、鼻咽脓肿、喉癌、支气管炎、肺脓肿、肺癌等呼吸道炎症、疾病可引起口腔异味；某些系统性疾病（肝硬化、晚期肾病、糖尿病等）、代谢紊乱、药物作用引起的挥发性物质进入血液，经肺泡气体交换而呼出；大蒜、洋葱等一些刺激性食品食用后也可引起口臭。

研究证实，感染了幽门螺旋杆菌的患者，会表现出口腔异味的症状。所以，口臭除检查口腔外，还要检查幽门螺旋杆菌。如果是阳性，则应口服抗幽门螺旋杆菌药物进行治疗。

此外，月经期女性及吸烟者也可出现口臭。

97 妊娠期妇女容易出现哪些口腔问题？

由于体内激素水平、口腔环境、饮食习惯及口腔卫生行为方面的改变，妊娠期妇女患口腔疾病的风险相应增加。妊娠期妇女易发生的口腔问题主要有以下几种。

（1）龋病：妊娠期易发生龋病，主要与口腔卫生状况不良有关。主要原因有：①妊娠期呕吐使唾液的 pH 值下降，釉质脱矿，增加了龋病的易感性；②妊娠期摄取食物的次数和数量增加，易造成口腔卫生不良；③妊娠期体质下降，活动减少，生活不便而易放松口腔卫生的维护；④妊娠早期与后期存在早产和流产的危险，给口腔疾病的治疗带来不便，易使口腔疾病加重。

（2）妊娠期龈炎：妊娠期体内孕激素水平升高，雌激素水平下降，内分泌改变，加上口腔内原有的局部刺激因素（牙石、软垢、残根、残冠等）存在，孕妇容易发生妊娠期龈炎，甚至可以出现瘤样增生，表现为牙龈呈蘑菇样外形，有蒂，触之较易出血，称为妊娠期牙龈瘤；同时内分泌功能紊乱导致牙龈毛细血管扩张、淤血、炎症细胞和液体渗出，牙龈组织对口腔细菌的敏感性增加，加重原有牙龈炎症。

妊娠期龈炎不是所有的孕妇都会发生，口腔卫生状况良好、没有局部刺激因素存在时，一般不会出现牙龈的炎症。

98　妊娠期妇女应怎样注意口腔保健？

妊娠期是妇女一生中的重要阶段，也是维护口腔健康的重要时期。

（1）妊娠前：育龄妇女在计划怀孕前应主动接受口腔健康检查。及时发现并处理口腔内的疾病或隐患，避免在孕期发生口腔急症，给治疗带来不便。

（2）妊娠期应注意以下几点。

◎注重口腔健康维护：孕妇应认真进行每日的口腔清洁维护，如每日进食后应认真漱口，早晚进行有效刷牙，使用牙线清除邻面的食物残渣和牙菌斑等。

◎注意膳食：妊娠期的营养对未来儿童口腔及牙的健康影响很大。根据胎儿的生长发育，一般将妊娠期划分为 3 个阶段：①妊娠初期（1~3 个月）：约在胚胎发育的第 6 周为胎儿乳牙发育阶段，因此此期孕妇应摄取足够的优质蛋白质、钙、磷和维生素 D 等，以保证乳牙的正常发育和矿化。②妊娠中期（4~7 个月）：此阶段大部分乳牙处于硬组织矿化中，必须充分保证钙、磷等矿物质及与钙代谢有关的维生素 A、维生素 D 的摄取。③妊娠后期(8～10 个月):此期包括围生期,乳牙继续发育矿化,也有部分恒牙胚形成,应继续保证充足的蛋白质、无机盐和维生素等必需营养物质。

◎避免不良刺激,慎重用药。

若妊娠期发生口腔问题,可在孕中期进行适当处理。

99　孕妇可以服用治疗牙齿的药吗？麻醉药对胎儿有伤害吗？

(1)抗生素:除了四环霉素、氯霉素及链霉素外,一般而言,牙科抗生素对孕妇来说是安全的。因为感染可能造成菌血症或败血症,对胎儿的危害要比抗生素通过胎盘对胎儿的危害更大,所以必要时仍会建议孕妇服用。

(2)止痛药:一般常用的止痛药(如阿司匹林)到目前为止妇产科医师通常认为其是安全的;麻醉性止痛药(如吗啡)不会对胎儿造成永久性的伤害,但是会抑制中枢神经系统,而且长期使用,会造成成瘾,牙科医师不会开这种处方。

(3)麻醉剂:牙科局部麻醉剂只要不过量,都可安全使用。

注意:孕妇不可自行选购,须遵医嘱。

100　老年人常见的口腔问题有哪些？

幸福的晚年需要健康的牙齿作为保障。维护良好的口腔健康对于老年人摄入足量、均衡的营养,促进老年人的全身健康是至关重要的。

老年人颌面部骨骼、咀嚼肌、表情肌、软组织等组织器官会发生一系列退行性变化,加上因口腔疾病导致的牙齿缺失,将会严重影响口腔咀嚼功能、外观形象、发音和社会交往能力。因此,拥有较为完整的牙列,至少保持 20 颗有功能的牙齿,是幸福晚年的重要保证。

老年人随年龄增长伴随器官功能减退、基础代谢率降低等,口腔相关的各种组织器官也发生了明显增龄性改变。常见的口腔问题有以下几种。

(1)牙龈退缩和根面龋:老年人由于牙龈萎缩,牙间隙增大,易发生食物嵌塞。牙龈萎缩造成牙根暴露,牙颈部和根面极易发生龋坏并可伴发牙本质敏感。老年人唾液分泌量减少,自洁作用差,可加重根面龋的进程。

(2)牙列缺损和缺失:龋病与牙周病是造成老年人牙缺失的主要原因。随着年龄的增长,老年人缺牙数增多,影响口腔的正常功能,进而影响食物的消化与吸收。

(3)口腔黏膜病和口腔癌:老年人是口腔黏膜病的高发人群。老年人的口腔黏膜疾病主要包括:①因增龄性改变而出现的以口腔灼痛、干燥、味觉异常为特征的口腔灼痛综合征等疾病;②因牙齿磨损、脱落、不良修复体等反复刺激黏膜出现创伤性溃疡、白色角化,甚至可以诱发癌症;③因糖尿病、高血压等全身性疾病诱发的牙周炎、真菌感染等,以及与义齿有关的口腔黏膜念珠菌感染。

(4)牙磨耗和楔状缺损:牙齿磨耗会导致牙本质外露,使牙遇冷、热、酸、甜等刺激敏感或疼痛。重度磨耗会导致牙髓外露形成牙髓炎,治疗不及时可导致根尖周炎。重度磨耗使牙的𬌗面变平,导致咀嚼效率减弱,增加牙周组织的负担;牙体之间失去正常的接触关系,出现食物嵌塞,进而引发邻面龋;牙体变短可导致人面部下三分之一的高度降低引发颞下颌关节区域疼痛等功能紊乱症状。

人老掉牙不是必然规律,大多数是由长期患有龋病、牙周病等口腔疾病造成的。只要预防和控制口腔疾病,掌握科学的口腔保健方法,形成良好的口腔卫生习惯,就可以终生拥有一副健康的牙齿。需要特别提醒的是,只要口腔内存留牙齿,就应按照科学的方法坚持刷牙,即使没有牙齿了也要注意清洁口腔。

牙修复与牙种植

1 口腔里拥有完整的牙齿有哪些好处？

牙齿是一个团队,它们各自有自己的位置与名称,并与颌骨、肌肉、黏膜、神经、颞下颌关节组成口颌系统。口颌系统担负着人体重要的咀嚼、吞咽、言语、表情和呼吸等生理功能,并与人的美观和心理状态有着密切的联系,直接关系着人的身体健康和心理健康。牙体、牙列缺损,牙列缺失,颌面部缺损除造成咀嚼、语言、吞咽等功能障碍外,还可以引起一系列并发症,如咬颌关系紊乱、牙松动、牙移位、更多牙齿缺失,甚至造成整个口颌系统功能紊乱。完整的牙齿、牙列对人体发育、健康有众多好处。

(1)保证咀嚼功能:完整而健康的牙列能保证更有效的咀嚼,既可以吃得津津有味,又可以减轻胃的消化负担,有效地保护胃。如果没有正常的咀嚼功能,会致肠胃紊乱、胃病发生等。

(2)保证言语功能:缺牙患者尤其是缺失前牙的患者,会严重影响发音的清晰性、准确性,甚至在发爆破音时会出现唾沫纷飞的尴尬情况。

(3)保证牙周组织、颌骨正常发育:对于发育中的青少年儿童,正常咀嚼可以刺激颌骨的正常发育、恒牙的正常萌出。对于成年人,正常咀嚼可以保持牙周组织健康,同时使得食物在咀嚼中按摩牙龈,保持牙龈组织健康。

(4)调节唾液分泌:正常的咀嚼运动可以协调唾液腺的正常分泌功能,以免形成唾液腺结石等。

（5）保证颞下颌关节的功能正常：牙齿与颞下颌关节疾病密切相关，少了牙齿就会改变颞颌关节的位置。

（6）保证颜面部美观：牙缺失者尤其是长期全口失牙的患者，面下 1/3 的距离短缩，嘴唇干瘪，面部易衰老；而缺失一侧牙齿的患者会形成长期用另一侧牙齿吃饭的习惯，从而导致颜面部不对称。完整牙列可以调节口周肌肉运动，使颌面部更加协调，增加颜值。

（7）增加自信：完整、整齐的牙列可以增加人的自信心，使人们能够更加自信地露出微笑、清晰地表达观点。有研究发现，长期缺牙或者从乳牙期就患龋齿的儿童，在众人面前更羞于表达自己的想法、不敢露出牙齿开心大笑。这种情况对儿童的性格、心理健康会造成严重影响。

2　缺牙有哪些常见原因？

造成缺牙的原因有很多，有些缺牙情况是后天造成的，而有些是先天因素导致的。所以，儿童的一些特殊情况应及早引起家长的重视。缺牙常见的原因主要有以下几种。

（1）先天性缺失：有些人天生会少长一些牙，这叫先天牙缺失。这种情况引起的牙齿缺失是需要修复的，不然身体各项功能都会受到影响。

（2）龋齿：龋病即我们通常所讲的"虫牙"，是危害人类健康的三大疾病之一。"小洞不补成大洞，大洞不补成缺牙。"一开始细菌会导致牙齿上出现小洞，小洞不重视，不去治疗就会发展成大洞，大洞再不补，最后就只有拔除，造成了牙齿的缺失，所以，虫牙也是缺牙的一大重要因素。

（3）牙周病：牙周病是我国的口腔第一大疾病，同时也是造成成年人失牙的主要原因。各种原因导致的牙周病均会导致包绕牙根周围的牙槽骨的吸收，使牙齿逐步丧失支持组织，最后导致牙齿松动、脱落。

（4）外伤：如车祸、磕伤等各类外伤导致的牙齿脱落、断裂也是牙齿缺失的重要原因。

3 口腔里少几颗牙齿有什么害处？

有不少人认为缺失一两颗牙齿是不会造成严重影响的，但事实是这样的吗？答案：不是！

所有牙齿组成一个整体，它们有各自的位置与名称，并且与颌骨、肌肉、黏膜、神经、颞下颌关节组成一个团队（口颌系统）共同协调工作。当其中一个牙齿缺失了，整个口颌系统都会受到影响。不仅如此，研究结果证明，牙体、牙列缺损和缺失、咬合紊乱及颞下颌关节疾病还可以对消化系统、循环系统等全身多个系统或器官造成直接或间接的损害。

循证医学也证明，牙缺失愈久，缺失数目越多，修复越晚，修复效果就越差，对全身的影响就越大。

缺失牙齿的危害主要表现在以下几个方面。

（1）咀嚼功能减退：一颗牙的缺失常常会造成一侧牙的废用，结果引起缺牙侧的牙齿因为废用而牙石堆积，使得牙周病、龋病的发生率增加，同时对颌牙因无接触而伸长容易造成食物嵌塞；而另一侧的牙因为负担加重而过度磨耗也易造成食物嵌塞，发生牙周病、龋病。

（2）影响语言功能：缺牙尤其是缺失前牙会影响发声的准确性导致口齿不清，说话困难。

（3）牙周组织病变：正常牙齿与牙齿之间，排列得十分紧密。而缺牙后邻近的牙齿移动会导致余留的牙齿之间出现缝隙，容易使食物嵌塞到牙齿间隙里，引起口臭，食物残渣嵌塞在牙间隙中，使细菌繁殖造成牙龈红肿、出血，牙周组织遭破坏，继而发生牙周病和根面龋。这些残根龋齿会损伤软组织刺激牙龈、颊黏膜,因而产生溃疡、白斑,甚至有癌变的可能。

(4)牙槽骨吸收:目前医学难以解决骨吸收的问题。牙槽骨严重吸收会影响日后牙齿的修复,甚至不能修复。

(5)牙移位与伸长:若缺牙时间过长、没有及时镶配合适的假牙,则相邻的牙齿会逐渐向缺牙的间隙方向移动,前后牙会向中间部分倾斜,而对殆牙会伸长,造成早接触。如果连续两颗后牙缺失,对殆牙会与牙龈建立咀嚼关系,使缺牙后的间隙变窄,变低,破坏了正常的牙齿间的接触关系,给日后镶牙带来困难。

(6)颞下颌关节紊乱综合征:牙的缺失常常需要通过颞下颌关节调整咀嚼至原来的位置,上下牙尖对尖、面对面。牙齿缺失以后若要达到继续咀嚼的能力,必然会通过关节调整位置,或下颌前伸,或下颌后退。久而久之,咬合紊乱,关节疼痛,会破坏整个牙颌系统,这种关系的破坏医学上叫颞下颌关节紊乱综合征,严重者会出现三个症状:张口异常(张口过大或不能张口)、张口和闭口时耳前有关节弹响、肌肉与关节疼痛等问题。临床上多因素所致的颞下颌关节紊乱综合征难以治愈,有时药物也无法控制关节疼痛。甚至部分严重者需要采取手术治疗。

(7)影响颜面部美观:面部外貌可能会改变,如颜面不对称、上唇内收。

(8)影响自信:缺失牙齿会影响人的心理健康。尤其是缺失前牙的患者,常不敢露出笑容、不敢大声说话。

4 是不是口腔内任何一颗牙齿缺失都需要镶牙?

口腔内每一颗牙都有存在的价值,但是有一颗牙齿暂时缺少不会有太大影响。它如果不影响正常生活时可以保留,如果这颗牙总是"爱捣乱",

那就需要它"下岗"——拔除。这颗牙叫智齿,民间叫"尽根牙",是一颗"退化之齿",医学上叫第三磨牙。

智齿一般在 15 岁以后萌出,通常萌出的时间是十七八岁,即孩子长大成人。古人认为孩子成熟懂事与这颗牙萌出有关,所以称其为"智牙"。然而这颗牙往往因颌骨没有给它一个明确的位置,所以常常不是垂直方向正常生长而是受到其他牙齿的"排挤",或横向生长或歪斜生长。由于它生长位置不佳,长出后常被骨或软组织包裹而更易"藏污纳垢",导致细菌滋生,发生化脓性炎症。部分患者比较排斥拔牙,宁愿选择药物控制智齿引起的疼痛。但"病根"不除,炎症会反反复复发作,严重时甚至会造成生命危险。所以对于萌出位置不正常或无法萌出的智齿,首选处理方法是拔除,并且拔除后不需要镶牙。

而其他牙齿则不同了。比如,门牙缺失的患者基本上都会要求修复,一是门牙缺失会影响美观,二是导致说话漏风。如果是后牙缺失呢?要求修复的人会减少一半,因为其位置在口腔内部,主要影响咀嚼功能,不会影响美观。

此外要提醒一句:凡女孩子备孕前,如果发现智齿位置不正常则建议拔除,以免在怀孕时智齿发炎影响胎儿生长,也造成孕妇痛苦。

5 补牙和镶牙有什么区别?

补牙通常是指牙体缺损后通过补牙材料恢复牙体完整外形。一般在牙齿仅有酸痛敏感,轻、中、重度龋齿还未伤到牙神经之前,可选择补牙进行牙体缺损的修复。

镶牙是一种通俗说法,往往指牙体缺失后需要借助活动/固定义齿或种植牙进行修复从而恢复咀嚼功能。传统的修复方法包括可摘取的活动义齿、全口义齿和不能摘取的固定义齿（如烤瓷冠修复、桩核冠修复等）。

6 ▶ 牙修复前医患交流中怎样清楚表达？

修复治疗之前，医患的沟通十分重要。

初次就诊时应坦诚地与医生交流，阐述自己的病症和想要达到的美观和功能修复效果。医生会通过全面的检查和对患者整体情况的评估，提供多种适宜患者自身的修复方案。若与自己的主观要求有偏差，需要及时与医生交流，共同制定出全面、合理、符合原则的治疗方案。同时也需要了解修复可能存在的不良效果与治疗中可能出现的风险。

现代口腔修复所涉及的范围越来越广，操作也越来越复杂，所需要的时间较长，如全口固定修复、固定-活动联合修复等治疗过程需要患者有一定的耐受力。因此全身系统性疾病史对现代口腔修复诊疗的影响越来越大。为降低修复失败的风险，患有以下几个方面疾病的患者在诊疗及与医生交流过程中，不可有所隐瞒。

（1）药物过敏史：为了防止意外的发生，患者的牙科材料过敏史及药品过敏史均应告知医师。

（2）会影响口腔修复治疗计划的全身系统性疾病及其他疾病：

◎心血管疾病史、免疫系统疾病史及全身性系统疾病史。

◎既往住院史、外伤史及严重疾病史。

◎患者以往就医时是否用抗生素预防感染，是否使用类固醇或抗凝剂等，是否做过放射治疗等。

◎影响口腔支持组织、固位能力的疾病或身体状态，如：①骨质疏松症可能加重剩余牙槽骨的吸收，从而使全口义齿、可摘局部义齿支持、稳定、固位能力下降；②糖尿病患者容易发生牙周组织破坏，从而使基牙支持能力降低;③绝经期、妊娠期或服用抗惊厥药会促进牙周炎的发展,进而影响口腔修复治疗效果。

(3)传染性疾病:如乙肝、艾滋病或梅毒等传染病的患者或携带者,可成为交叉感染源,对医务人员或其他患者构成威胁,应在治疗之前告知医师。

(4)心理卫生状况及精神疾病史:患者的心理和精神卫生状况会影响治疗过程中与医生的配合及义齿的修复效果。

7 治疗方案确定后,是否可以即刻进行修复?

在确定了合适的修复方案后,也并非所有的患者均可以立即进行修复治疗。什么时机能进行修复治疗,是需要根据每个患者口腔内的情况而定的。一般需首先对如下情况进行处理。

(1)修复前口腔的一般处理:在确定修复方案后,需要对口腔内现存的会阻碍修复治疗的情况进行处理。

◎良好的口腔卫生:口腔卫生状况直接关系到牙龈、牙周组织的健康、修复效果和修复体的使用寿命。口腔卫生状况较差的患者,需要在修复取模之前进行洁治以清除牙结石和牙垢。

◎拆除不良修复体:拆除质量低劣、设计不当、影响口腔健康的修复体,包括已经丧失功能的修复体。

◎治疗龋病、牙周病:发生龋坏的牙齿需要根据病变是否累及牙髓而进行充填治疗或根管治疗;无保留价值的残根、残冠应尽早拔除;拟作为基牙的牙髓情况疑有病变时,有可能需要观察后择期修复。

◎处理口腔内急性症状:对于牙折、急性牙髓炎、牙槽脓肿或龈炎等病症应先处理紧急病症,再择期修复。

(2)余留牙齿的保留与否：对于口腔内余留的牙齿,若存在无保留价值的松动牙、牙根较短的残根,以及即使采取一定方法也无法利用的错位牙、多生牙、阻生牙,均需要考虑拔除。

(3)修复前正畸治疗：对于各种原因引起的牙齿或牙根的错位、低位、倾斜等情况,可能需要采取适当的正畸技术将有关牙矫正到正常位置后再进行修复治疗。

(4)咬𬌗调整与选磨：对于咬合异常并有症状、体征的患者,修复前需要通过𬌗垫、调𬌗进行纠正。

(5)牙冠伸长的牙齿：长期缺牙位置的对𬌗牙会发生伸长,有可能需要对伸长的牙齿进行根管治疗后磨除一定的牙冠高度。

(6)口腔黏膜疾病：若存在口腔黏膜溃疡、炎症等病变应在修复前给予相应治疗,确保修复过程的顺利进行和修复后的治疗效果。

(7)修复前需要外科处理：口腔软、硬组织的正常形态结构是口腔修复成功的重要条件。有些自身条件较差的患者,为保证修复体的正常就位,需要进行一些外科处理。

◎唇、舌系带矫正术：部分患者唇、舌系带过短,影响义齿固定和功能活动时,需要进行外科手术矫正系带。

◎牙槽嵴修整术：牙槽骨上尖锐的骨尖、骨突、骨性隆突或会影响义齿摘戴的倒凹均需要进行外科手术整复。

◎牙槽嵴重建术：牙槽嵴严重吸收、萎缩的患者需要增加颌骨和牙槽嵴高度。

◎前庭沟加深术：牙槽嵴过度低平的患者需要手术加深前庭沟。

若口腔内存在上述情况的患者应按照医生的建议,处理口腔内存在的可能会影响修复效果、修复体使用的情况后,再进行修复。不适合即刻修复的患者切不可着急进行修复。这样既浪费了时间、金钱,又无法达到理想的修复效果。

8 单颗牙与牙列缺失，有哪些传统的修复方法？

单牙缺损、牙列缺失时，可供选择的传统的修复方式多种多样，主要有以下几种分类。

（1）从戴牙方式上分类：有固定义齿修复与活动义齿修复两种。

◎固定义齿有两种：一种是无牙根的，依靠缺牙前后的健康牙固定，这叫桥冠。这颗假牙靠像搭桥一样的方式固定在牙空缺处。这几颗好牙称为基牙，也就是以此为基础的意思。第二种是针对牙体仅缺失了牙冠留有牙根的情况，可以对这颗牙的牙根进行根管治疗后，在牙根里置一枚金属钉，在钉子上方再做一个牙冠来修复缺失的牙齿。固定修复体无须摘取。

◎活动的是指可以摘取的假牙。

（2）从材料上分类：假牙的材料是决定其价格的一个重要因素，有金属、贵金属、塑料、烤瓷、全瓷。

（3）从牙个数上分类：有单个牙修复、多个牙修复、半口修复、全口修复。

9 目前固定修复有哪些方式可供选择？

固定修复的类型主要包括全冠、嵌体、部分冠、贴面、桩核冠、固定桥等。这里选择介绍以下两种。

（1）全冠：主要用于根管治疗后牙体缺损较大的牙齿，做全冠是为了保护剩余的牙体组织可以承受更大的咬合力而不崩裂；还有就是保证牙冠部的密封性，减少细菌入侵根管的机会，提高根管治疗的成功率。根管治疗后的牙齿缺乏神经血管的营养供给，犹如枯木，牙齿会变脆，加上牙齿缺损大，本身强度降低，所以根管治疗后的后牙建议进行全冠修复。

（2）固定桥：是用于修复单个、连续两个或者间隔两个牙齿缺失的一种固定修复方式，其磨牙量较大，对基牙要求较高，且基牙负荷较大。一般对于身体条件不能承受种植牙修复或者难以承受种植牙费用的患者，则建议考虑固定桥修复。

选择何种修复方式需要根据患者口腔的情况，医生权衡利弊后会提供给患者可供选择的修复方案。

10　假牙的材料有哪些？各自有什么特点？

传统材料大体上分为三类，一是合成树脂类，二是金属类，三是瓷类。但根据临床上不同的修复体类型，各种材料之间又有不同的组合。

（1）合成树脂类：主要是用于制作可摘取的活动义齿。树脂类的材料永久性差，易变色，易磨耗变形，但价钱较为便宜。

（2）铸造金属冠类：主要通过铸造工艺完成的覆盖整个牙冠表面的金属修复体。根据铸造的金属不同又细分为以下几种。

◎贵金属合金：包括金合金及银合金。贵重金属合金具有优良的机械性能、耐腐蚀性、抗氧化性和生物相容性，且其良好的延展性有利于边缘的密合，是较为理想的金属全冠修复材料，但价格相对较高。

◎铬基合金：包括钴铬合金和镍铬合金两类，具有较高的硬度和良好的抗腐蚀性能。金属镍是一种已知的变应原，有镍过敏史的患者是不能选择镍铬合金的。钴铬合金是目前国内普遍使用的一种合金，具有良好的强度和金瓷结合力，长期使用效果稳定。缺点是由于金属化学性能活跃，在口内长期使用会有游离的金属成分，导致牙龈形成黑线，因此用于前牙修复会影响美观效果。

◎钛及钛合金：纯钛及钛合金具有优良的生物安全性和抗腐蚀性，其密度低、化学性能稳定，并有适当的机械性能。

(3)烤瓷金属熔附冠类:也称为金属烤瓷冠,是先用合金制成金属基底,再在其表面覆盖与天然牙相似的瓷粉烧制而成。所以金属烤瓷冠兼有金属全冠的强度和烤瓷全冠的美观,色泽稳定、表面光滑、耐磨性强、不易变形,并具有一定的耐腐蚀性。烤瓷冠的应用合金主要分为三类。

◎贵金属:包括含金量在 88% 以上的合金及含金量在 50% 左右的合金。

◎半贵金属:银钯类合金和钯合金。

◎非贵金属:包括钴铬合金和镍铬合金两类。

(4)全瓷冠类:以陶瓷材料制成的覆盖整个牙冠表面的修复体。其生物相容性较好,对牙龈无刺激,无过敏反应。因为其属无金属修复,对核磁等检查结果无任何影响。有些患者担心全瓷冠无法提供足够的强度,其实这种担心是毫无必要的。随着全瓷材料的发展和进步,其在口腔修复中的应用越来越广泛。目前全瓷冠修复体的强度足可满足绝大多数临床修复的要求,因此在很多情况下已经逐步替代了烤瓷冠修复体成为临床上的首选。在材料上主要有以下几种。

◎玻璃基全瓷材料:透光性能极好、美学性能突出,但此类全瓷材料机械强度较其他种类低,适用于贴面、嵌体、单冠的制作。

◎氧化铝基全瓷材料:有以氧化铝为主要成分的复相陶瓷和高纯氧化铝陶瓷两类。

◎氧化锆基全瓷材料:透光性能良好、强度高,适用于单冠、多单位固定桥的制作。

由于各种材料的强度不同,某些材料虽然美观但并不适用于全部牙位,某些特殊加工工艺会导致价格相对偏高。修复治疗中绝不可只追求假牙的美观而忽略其实用性。

如果选择传统的假牙修复,主要是根据自身的牙齿条件和个人的经济能力来选择。如果经济条件允许,目前建议选择全瓷冠修复。

11　牙部分缺损时需要修复吗？有什么方法？

不少患者认为牙齿仅有部分缺损是不需要修复的,也有部分患者认为现在的修复方法只适用于整颗牙齿缺失的情况,而无法对部分缺失的牙齿进行修复。这种想法是非常错误的。

牙体硬组织出现不同程度的外形和结构的破坏、缺损或发育畸形,会造成牙体形态、咬合和邻接关系的异常。牙体缺损的危害在上篇中已有具体讲述。

有些牙体缺损是可以采用充填的方法恢复牙体形态的,但牙体缺损严重、充填不易成功或需要达到更高的美观要求时,则需要采用修复治疗的方法。目前对于牙体缺损有以下可供选择的修复方法。

(1)嵌体:属于微创修复,主要用于后牙,较少用于前牙,也可用于缺损较大的活髓牙及部分根管治疗后的牙齿。其修复方法是将做好的成品块状材料黏结在牙齿里面。嵌体属于冠内修复体,材料上有金属嵌体、瓷嵌体和树脂嵌体可供选择。

(2)部分冠:覆盖部分牙冠表面的修复体,有 3/4 冠、开面冠、半冠、7/8 冠等多种类型。

(3)贴面:是以树脂或瓷制作的覆盖牙冠唇颊侧的修复体,主要用于修复少量缺损的前牙、个别牙轻度不齐,或是对前牙颜色不满意者、门牙牙缝大者,以及对上前牙外形不太满意者,如门牙过度磨耗导致牙冠变短者、上前牙与笑线不协调者等对门牙美观要求较高者。瓷贴面根据修复材料和制作工艺的不同,可分为传统的烤瓷贴面、热压铸瓷贴面及计算机辅助设计与计算机辅助制作的瓷贴面。

(4)全冠:覆盖全部牙冠表面的修复体。材料上有金属全冠、非金属全冠(包括树脂全冠、全瓷冠)和混合全冠(金属与瓷或金属与树脂材料制成的复合结构的全冠修复体）。

（5）桩核冠：对于只剩下牙根的患牙，可在根管内插入桩（金属桩、树脂桩或纤维桩）提供固定力，在残冠、残根上先形成金属桩核、树脂核或纤维桩核，再制作全冠修复体。

正如上面所说的，牙体缺损的修复方法、修复的材料多种多样，患者究竟适合哪种修复体是需要根据医生在检查患者口腔内情况后综合各种因素而进行评估的。但需要纠正部分患者的观念，牙体的缺损是需要及时进行修复的，并且拖得时间越久，牙体的缺损会越糟糕，对整个口颌系统的影响就越大，更为日后的修复增加难度。

12　单颗牙缺失固定修复的方式有哪些？有什么优缺点？

目前单颗牙修复方法主要有局部可摘义齿、隐形义齿、烤瓷桥和种植牙修复。

（1）局部可摘义齿：价格比较便宜、磨牙少，需要每日摘取，时间久了可能导致其固位较差，使用年限较短，同时这种局部义齿清洁不到位有可能会引起菌斑在邻牙的堆积，继而引发邻牙的牙龈炎、牙周炎、龋坏等。此外来回摘戴清洗较为麻烦，容易丢失假牙。

（2）隐形义齿：仅适用于前牙区单个或仅两个缺失的区域。优点是价格便宜，镶牙快速；缺点为长期佩戴会加重牙槽骨吸收，需要每年更换。

（3）烤瓷桥：使用相邻天然牙支持的固定修复体。主要的优点是固位良好，在口腔内美观、舒适，异物感小。其主要有以下四点弊端。

◎为了制作牙桥给修复体提供固位力，必须磨小至少两颗健康牙齿。

◎这些磨除部分牙冠的牙齿更容易产生疾病，如牙髓炎、牙龈萎缩等。

◎牙槽骨逐渐吸收最终会在牙桥下形成一个明显的凹陷使牙颈部外

露,牙冠与牙龈之间有明显的切迹。

◎如果任何一个支撑的基牙脱落、发生牙髓炎等疾病时则又需要磨小更多健康牙齿来支持更长的牙桥,造成修复费用过高。

(4)种植牙修复:简单来讲,种植义齿就是先往牙槽骨里植入一个纯钛的人工牙根,代替牙根,3～6个月之后再在上面接出一颗人工牙冠。主要缺点是价格比较昂贵,整个修复周期可能长于其他修复方法,但种植牙在口腔内无异物感,亦不会伤及邻近健康牙齿。

以上4种修复方法各有优缺点,目前针对单个牙齿的缺失,主要推荐种植牙和烤瓷冠修复,以达到较好的美观和舒适要求。每位患者的具体情况不同,医师会推荐适合患者自身条件的修复方式。

13　全口牙缺失如何选择修复体? 各有什么优缺点?

全口牙齿缺失的义齿修复可以分为固定和活动的两种,各有优缺点。全口的固定修复只能选择种植牙修复,在后面的章节中有详细介绍。

针对全口缺牙的患者,活动修复则主要是全口义齿。全口义齿靠义齿基托与黏膜紧密贴合及边缘封闭产生的吸附力和大气压力产生固位,吸附在上下颌牙槽嵴上,借基托和人工牙恢复患者的面部形态和功能。口内充足的唾液量对于保持口腔的健康和舒适都是非常必要的,唾液对于戴用可摘义齿的人来说尤其重要,可以保护口腔黏膜少受机械刺激和感染,并且增加全口义齿的固位力。

(1)全口义齿有以下优点。

◎经济实惠:全口义齿根据材料不同,费用在四五千到一万左右,其费用与种植牙相比有明显优势。

◎适应证广:全口牙齿缺失,牙槽嵴吸收情况不同,口腔黏膜组织情况不同,虽然会影响全口义齿的固位,但是仍然可以做。如果牙槽骨严重吸收,选择种植义齿修复则会受到很多限制。

◎无创伤:全口义齿的修复过程主要是制取口内模型、翻制印模、定颌位关系、确定垂直高度与咬合关系、技工排牙等,这些工作步骤都是无创的,尤其适合患多种全身性疾病的老年人。

◎能够适当恢复功能和美观:全口义齿修复可以帮助患者恢复咀嚼和发音功能,患者适应了全口义齿后能很好地应用它。

(2)全口义齿的缺点有以下几点。

◎固位力差:相比于烤瓷桥、种植牙修复而言,其固位力较差。

◎需要多次复诊:全口义齿的制作需要考虑患者全口的情况,需要处理掉口腔内所有的残根、重度松动的牙齿等。并且一般在拔除患牙后 2~3 个月左右才能考虑进行全口义齿修复。修复周期也较长。

◎摘戴不便,不容易保持口腔卫生:全口义齿需要患者每日摘戴,并认真清洗义齿,以防义齿型念珠菌感染等。

◎异物感明显:尤其是对于初次佩戴全口义齿的部分患者而言,多数人难以适应全口义齿。

◎咀嚼效率低:全口义齿的咀嚼效率较低。

◎影响发音:全口义齿的舒适感稍逊色于其他修复体,部分患者在佩戴全口义齿后会有发音不清的现象。

14 哪些患者不适宜选用活动义齿进行修复?

虽然可摘局部义齿的使用范围广泛,但以下患者不适宜采用活动义齿。

(1)对义齿材料过敏或对义齿异物感明显又无法克服的患者。

（2）严重的口腔牙周、黏膜疾病未得到有效控制者。

（3）因精神疾病生活不能自理者（如痴呆症、癫痫、精神病等），对义齿不方便摘戴、清洁，甚至有误吞义齿危险的患者。

15　传统镶牙会疼痛和危害口腔吗？

传统镶牙是不会疼的，但是不同的镶牙修复方式会使患者产生不同的不适感，如对全口义齿肯定有一个适应过程。

镶牙过程中，有些患者会出现对部分镶牙材料过敏的情况，而避免这种情况发生的主要方法就是在镶牙前进行相应的检查测试。

镶牙是门复杂的工艺，对医院的设备及医师的技术水平、镶牙的材料及消毒各方面有着较高的要求，镶牙试戴过程中如不加注意，可引发疼痛、出血、感染等问题。

镶的牙齿性能再好，也无法与真牙的性能一样，因此患者在镶牙后更应注意假牙的护理及口腔的保健。

16　镶牙会影响邻牙吗？

这与采取的修复方式有关。

例如前面提到的桩核冠修复，是利用牙齿残存的牙根（当然对存于颌骨内的根管是有长度的要求的，短的牙根不可选用此修复方法）在进行根管治疗紧密充填根管后，插入金属钉或纤维桩后在其顶端再行烤瓷冠修复是不会损伤邻牙的。此外有些种植牙修复是不需要损坏邻牙的。

需要基牙提供固定力的固定桥是会损伤邻近健康牙的；活动义齿需要

在部分健康牙上挂金属钩。长期使用,也会导致邻牙松动。

17 拔牙后多久才可以镶牙?

镶牙的时间主要根据患者选用的修复方法不同而有不同的要求。根据镶牙时机不同,修复方法可以分为即刻义齿、活动义齿、全口义齿、种植义齿等。

(1)过渡义齿:在拔牙之前就加工完成,在拔牙半小时后就可戴用,有保护拔牙创口、防止邻牙向缺隙倾斜等作用,也叫即刻义齿。

(2)活动义齿:一般是在患者拔牙后的 2~3 个月进行佩戴(残根、余根等根据具体情况而定),其前提是口腔内其他条件都满足活动义齿的要求。

(3)固定义齿:需要烤瓷桥修复的患者一般是在最后一次拔牙结束后的 3 个月左右(残根、余根等根据具体情况而定),其前提是口腔内其他条件都满足固定义齿的要求;而桩冠修复的患者,在残留牙根行根管治疗术结束后约一周,患者未出现疼痛、红肿不适时可行桩冠修复。

(4)种植牙:种植义齿一期手术,选择在拔牙术后即刻或半年后进行,具体时间一般要根据缺牙部位软组织(牙龈)质量及有关炎症等综合因素而定。

18 传统的义齿有哪些优点与缺点?

传统的义齿根据佩戴方式主要分为固定义齿和活动义齿两种。

(1)固定义齿的优点和缺点。

◎经济实用:与种植牙七八千到一万多一颗的价格相比,固定桥修复的价格更实惠。

◎固位作用好：固定桥通过固位体粘固在基牙上，固位力好，当行使咀嚼功能时，义齿稳固，而无殆向移位。

◎支持作用好：固定桥承担的殆力几乎全部由基牙及其下的牙周支持组织承担，支持力大。

◎稳定作用好：固定桥通过固位体粘固在基牙上，修复体与基牙形成一个新的功能整体，具有较强的对抗侧向移位的能力，故修复体稳定作用好。

◎生物相容性较好：固定桥的体积与原天然牙的体积相似，边缘密合，患者感觉舒适而无明显异物感，容易适应。

◎固定桥对舌的功能活动影响小，故不影响患者的发音功能。

◎美观性好，颜色与天然牙接近。

◎使用方便：无须患者摘戴。

其缺点是采用固定桥修复至少要损害邻近的两颗健康牙齿，有时多达三颗、四颗。当基牙坏了，这些固定义齿就需要拆除，重新治疗患牙而进行第二次修复。费用相对活动义齿要贵出几倍。

（2）活动义齿的优点和缺点。

其优点是价格便宜，一般不会伤及相邻健康牙齿。其固定的原理主要是依赖于唾液的吸附力将义齿牢牢地固定于口腔黏膜，这就像在两块玻璃之间滴一滴水，两块玻璃就紧紧黏在一起了。也正是因为活动义齿原理简单，对条件要求不高，很多不专业的游医会在街头巷尾行医，甚至上门服务，使得不良材料的义齿与不规范的义齿大量进入人们的口腔中，造成各类口腔疾病，如口腔癌、创伤性溃疡、白斑、白色念珠病等。

活动义齿的缺点主要有以下几点。

◎有些缺牙部位会出现较为尖锐的骨棘，在义齿基托压迫下会引起黏膜的疼痛、溃烂。

◎牙基托下可能感染真菌引起义齿性的念珠菌疾病。

◎口腔卫生较差的活动义齿佩戴患者,挂金属挂钩的牙齿上易堆积菌斑,出现牙齿的龋坏等。

◎由于其可摘取、牙槽骨的吸收、牙床的自然萎缩等,义齿在使用一段时间后不可避免会出现金属挂钩的松弛及基托与黏膜的不贴合,因此经常要重新调整挂钩或基托。

◎患者(尤其是全口义齿修复的患者)常会出现义齿的滑落或碰击出声。

◎佩戴义齿时患者会感到有一定的异物感,义齿会引起部分患者的发音不清晰、恶心、唾液分泌增多等。

19 固定义齿能使用多长时间?

固定义齿主要有两种,一种是传统烤瓷牙,一种就是种植牙。

影响烤瓷牙寿命的因素主要有烤瓷冠的制作材料、个人饮食习惯、口腔习惯等,如用烤瓷冠修复后的门牙啃苹果、骨头等坚韧的食物时或者有夜磨牙习惯的患者,其烤瓷冠的使用寿命不会长久。谨慎使用下,一般烤瓷冠的寿命不低于 10 年。

(1)人工种植牙手术已在临床上开展了 50 多年,种植材料和设计、外科手术技术、修复设计与技术的不断进步使得牙种植技术已经成为很成熟的一项技术。

(2)尽管种植牙手术是在口腔内进行的,属于污染创口,但越来越良好的感染控制方法,有利于术后创口愈合。所以人工种植牙的成功率不断提升,近 5 年的平均成功率已经达 95%,近 10 年的平均成功率已达 90%,如果种植牙保养护理得好,则可以长久使用,至终身。

20　做磁共振检查时口腔中若有金属固定修复体一定要先摘除吗?

在做磁共振成像(MRI)检查时牙科用的合金并不会对身体造成伤害,只是对修复体周围一定范围内的成像造成干扰。如果我们所要检查的部位不是在金属修复体的附近,就不会影响到疾病的诊断,也就不需要拆除修复体。

通常在做 MRI 检查时,身上不能有任何金属物品,否则会影响检查的结果。口腔里有活动假牙还可以摘掉,种植牙是不能摘下来的。它所用的材质是纯钛,钛是无磁性金属,在很大的磁场中也不会被磁化,所以种植体本身对 MRI 检查是没有任何影响的。对 MRI 检查有可能造成影响的是种植体上面的人工牙冠,目前常用的种植体假牙修复材料有全瓷和金属烤瓷两大类。全瓷材料为非金属,对 MRI 检查没有任何影响,而金属烤瓷牙则因金属种类的不同对成像有不同程度的干扰。常用的烤瓷金属有金合金、钛合金、钴铬合金等。大量实验数据表明,金合金类贵金属对在 MRI 检查只有轻微的伪影干扰,而镍铬合金和钴铬合金等非贵金属则会产生较大的伪影,对 MRI 的检查有一定的影响。

21　传统假牙修复需要做哪些准备?

决定做传统假牙修复的患者需要做好以下准备。

(1)需要拍摄一张口腔颌骨全景片。其目的是为了检查颌骨内是否还存有残根、埋伏牙等。

（2）医师需要进行全口检查。针对不适合做基牙的松动牙齿需要进行拔除；若存在龋齿（尤其是基牙存在龋坏），应及时进行根管治疗，避免在固定义齿粘固后出现牙髓炎症状等。

（3）针对颌骨情况，医师需要检查口腔内有无骨质增生、突出的骨刺，唇颊系带是否正常等。若有骨刺、骨质增生等需要进行齿槽外科手术，去除尖锐骨质；针对会影响义齿就位、稳定的过短唇颊系带需要手术进行修整。

（4）口腔卫生环境太差、有大量牙结石的患者需要进行全口洁治术（俗称"洗牙"），去除牙结石，以便于口腔精准取模。

22 固定修复后可能会出现哪些问题？应怎样处理？

牙体缺损修复的过程就是将治疗后的患牙或者基牙进行磨除，再将制作好的修复体永久地粘固于已经修复的牙体组织上，就相当于给脆弱的患牙带上一顶坚固的"安全帽"，使患牙或缺牙位置恢复正常的咀嚼功能。固定修复可能会出现以下问题。

（1）疼痛：修复后患牙或基牙出现的疼痛主要有以下几种可能。

◎过敏性疼痛：若佩戴冠修复体的牙齿为活髓牙，牙体磨切、消毒药物刺激、黏结剂刺激、冷热刺激等会引起牙齿短暂疼痛，在黏结剂充分凝固后疼痛会自行消失；若黏结后牙齿长时间持续性疼痛说明牙髓可能已经发生炎症，需要随时观察，视具体情况决定是否需要拆除修复体重新进行患牙的根管治疗及冠修复；修复体使用一段时间后出现疼痛可能是由于继发龋坏、牙龈萎缩、黏结剂脱落或溶解导致的。

◎自发性疼痛：修复体粘固后出现自发疼痛多为牙髓炎、根尖周炎或牙周炎；若佩戴一段时间后出现疼痛可能为继发龋引起的牙髓炎、根管治疗不彻底或咬合创伤引起的疼痛。

◎咬合痛:咬合中可因修复体上不合理的陡坡和尖锐的尖嵴引起牙周组织损伤导致疼痛;若佩戴了一段时间后出现咬合痛就有可能是由牙周炎、根尖周炎、根折等引起。

(2)食物嵌塞:修复体的形态恢复不良时,在咀嚼过程中食物碎块会嵌入或滞留在两牙间隙内,时间久了,会继发牙周萎缩、牙龈炎、牙周炎等。

(3)龈缘炎:修复体边缘处出现牙龈组织充血、水肿、出血、疼痛等。

(4)修复体松动、脱落:修复体可能由于黏结剂、咬合力过大等原因导致修复体松动、脱落。

(5)修复体破裂、折断、穿孔:导致此类情况的原因有以下几类。

◎外伤:如受到外力撞击或不小心咬到硬物后,修复体尤其是瓷修复体和前牙的修复体,可能会发生折断、脱落等。

◎材料原因:修复材料的性质不同,修复体的脆性也不同。如瓷的脆性较大,而树脂脆性较低。

◎咬合力过大:咬合较紧的患者,若存在创伤则容易出现折断。

◎磨耗过多:如咀嚼硬物、夜磨牙等。

(6)塑料、树脂材料变色、磨损、脱落:塑料和树脂修复体使用时间过长,会因材料本身老化而变色。

患者佩戴修复体后,若出现不适情况,应尽早与医生交流。医生会根据患者自身的情况,及时纠正修复体存在的问题并作出适度调整,避免引起更严重的疾病甚至丧失残留牙体组织。

23 　佩戴可摘义齿时需要注意哪些问题?

尤其是初次佩戴可摘义齿的患者需要注意以下几点。

(1)初次佩戴,患者可能会有短暂的恶心、呕吐等不良反应,有时也会影响到发音。这需要患者克服,通常耐心戴用1~2周后即可改善。

(2)患者在初次使用可摘义齿时,不宜吃硬物,最好先用后牙练习吃一些软而小块的食物。

(3)部分出现黏膜压痛的患者,需要先将义齿泡于清水中,在复诊前2~3小时再戴上,以便医生能准确找到压痛点。

(4)饭后应取下义齿并冲洗干净。

(5)患者在睡觉时应摘下义齿浸泡于清水中或义齿清洁液中,万万不可将其浸泡于开水、酒精溶液中。

(6)如果感觉义齿有不合适的地方,应及时联系医生复诊,不可以自己动手调整,以免影响修复体的质量。

(7)若义齿发生折裂,应及时修理,同时需要将断裂的部分带给医生。

(8)条件允许的患者,最好每6~12个月复诊一次。当然复诊时间主要取决于患者的口腔和身体状况。容易龋齿、患有牙周病和牙槽嵴吸收严重的患者应缩短检查周期。

24 佩戴可摘义齿可能引起哪些问题?应怎样处理?

可摘义齿是利用自体牙、基托下黏膜和骨组织作为支持组织,用人工牙恢复缺失牙的形态和功能,且患者能够自行摘戴的一种修复体。佩戴可摘义齿后有可能出现下面的情况。

(1)疼痛:多种情况如金属卡环或基托过紧,基托边缘过长或咀嚼力过大等会引起基牙、软组织疼痛。

(2)固位不良:在口腔运动时,义齿会出现摆动、弹跳或基托与组织不密合等情况。

（3）义齿咀嚼功能差：患者使用义齿咀嚼食物时会有"咬不动""嚼不烂"等情况。

（4）食物嵌塞：基托与组织不够密合，使得食物嵌入或滞留在基托与黏膜之间。

（5）咀嚼肌肉酸痛、颞下颌关节不适：可摘义齿佩戴时间过长后，咀嚼磨耗易导致义齿垂直距离降低，或者刚佩戴义齿和义齿较高的患者在义齿使用过程中常感到肌肉酸痛、疲劳和张口受限等颞颌关节症状。

（6）美观问题：可摘义齿的颜色与余留牙齿的色泽差异过大或使用过久后由于材料老化而出现颜色改变。

如固定义齿一样，若患者佩戴可摘义齿后出现各种不舒服的情况均应与医生及时交流，尽早处理，以免引起更严重的情况。

25　佩戴全口义齿可能出现哪些情况？应该怎样应对？

牙列缺失是指整个牙弓上不存在任何一颗牙齿或牙根。为牙列缺失患者制作的义齿即全口义齿。初次佩戴全口义齿或义齿使用一段时间后，由于各种原因，可能会出现问题或不良症状，需要引起患者重视。

（1）疼痛：引起疼痛的原因有很多，如由于口腔的黏膜等软组织是有弹性的，佩戴义齿后，在咀嚼压力下，一些存在尖锐骨突、骨尖的部位容易出现压迫性损伤；义齿使用过久后，随着牙槽嵴的缓慢吸收，义齿稳定性会变差逐渐不再适合现在的口腔情况而引发疼痛。

（2）固位不牢：固位不牢可能是由多方面原因造成的，比如患者口腔条件差，牙槽嵴因吸收变得低平、舌体变大等。

（3）发音障碍：尤其是初次佩戴全口义齿的患者，发音常会不清楚，但这是需要自己适应和克服的。

（4）恶心：全口义齿的异物感较大，部分敏感的患者会不适应而表现出恶心、呕吐等症状。

（5）咬颊、咬舌：缺失牙齿太长时间后，患者会两颊向内侧凹陷、舌体逐渐增大；佩戴全口义齿时会出现咬颊、咬舌的现象。患者经过一段时间的佩戴后，这种现象常可自行改善。

（6）义齿性口炎：指在义齿基托下的黏膜发生的局部或弥漫性的炎症，主要原因是患者口腔卫生状况较差、夜间佩戴义齿、黏膜创伤、真菌感染等。患者自觉口干、烧灼感，不敢吃刺激性食物。

（7）咀嚼效率较低：义齿在口腔内固位力差常导致患者无法使用义齿进食。

有些患者误认为佩戴全口义齿后，吃饭、说话感觉会和使用真牙时一样。其实义齿毕竟是假牙，无论做得有多逼真还是与真牙有所差异。这点是需要患者从心理上接受并承认的。部分患者耐受性很强，出现问题后不寻求医生帮助而仍然"坚持"使用不合适的义齿，这会造成更大的损伤，导致患者口腔状况变得更加糟糕。所以提醒佩戴全口义齿的患者，出现不良情况时应及时联系医生，定期复查，以便尽早发现问题，进行修改。

26 覆盖义齿修复后，可能会出现哪些问题？

覆盖义齿是指在天然牙、已经治疗的牙根或种植体上覆盖义齿基托，并由其支持的一种可摘的局部或全口义齿。

存留的牙齿或牙根能有效减缓剩余牙槽骨的吸收，同时又可为义齿提供强大的固位力。但覆盖义齿不适于患有牙体、牙髓、牙周疾病且尚未治愈的患者，以及丧失维护口腔卫生能力，有全身性疾病、癫痫病、严重精神障碍的患者。

因为覆盖义齿保留了自体牙作为义齿的一部分,故在多方面使用性能上优于依靠黏膜固位的普通义齿。覆盖义齿修复后也可能出现问题,主要有以下几点。

(1)龋坏:戴入覆盖义齿后,基托与余留牙之间唾液流量降低,食物残渣更容易积存于牙面,引起基牙的龋坏及炎症的发生。因此佩戴覆盖义齿的患者更应注意口腔卫生。

(2)牙龈炎及牙周炎:口腔卫生差、基托压迫龈缘、食物嵌塞等常导致牙龈炎、牙周炎,若不及时采取治疗措施,严重时可导致牙周溢脓,甚至基牙的丧失。

(3)牙槽骨吸收:义齿佩戴后,个别情况下基牙会出现牙槽骨快速吸收的现象。

佩戴覆盖义齿的患者应每隔 3~6 个月复诊一次,以检查基牙及其牙周组织的健康状况,了解义齿的使用情况。发现情况时需要及时处理。

27 佩戴可摘义齿后又失去了几颗牙齿,怎么办?

出现这种情况时,患者应及早就医。医生会根据患者口腔内的检查情况及时作出相应处理。

对于一些急症,医生会先处理紧急情况。如患者因外伤丧失牙齿,医生会根据具体情况(存留牙体组织的多少、是否有牙槽骨折断等)决定拔除残根或治疗患牙等。在急症得到有效处理后,再考虑修复(可选择固定修复或在原有基托上增加树脂牙);若患者因根尖周炎、牙周病丧失牙齿,医生可能会对全口卫生处理后,再考虑修复。

◆◆ 趣味讲述：种植牙修复的基础知识 ◆◆

牙齿的修复也在与时俱进。传统方法是指种植牙发明以前的牙缺失的修复办法,分固定的与活动的两种。活动假牙是大众较熟知、较愿意接受的。愿意接受往往是因为廉价。随着老百姓生活水平的提高,对生活质量的要求也提高,患者感受到了活动假牙的不便与弊端。一是活动假牙要每天洗净、擦净、护理;二是活动假牙很不方便,要戴上取下,质量好的假牙尚可,质量不好的很难佩戴,其挂钩甚至会刺伤舌头、牙龈黏膜,还可能被误吞进胃里。于是就有了固定桥的修复。这个桥的建成要伤害两个好牙,一旦假牙坏了,或作为桥的基牙坏了,这三颗连体牙全部作废。于是种植牙成功与否,一是取决于种植体的材料,即能不能与牙槽骨结合在一起,二是取决于从力学上分析,这颗假牙能不能承受咀嚼力量,会不会松动。

(1)种植体表面形态及机械强度:种植体在骨结合部分常设计成沟、槽及多孔状,或利用表面喷涂技术来改变种植体表面微结构,目的是扩大种植体与骨组织的表面接触面积、改善组织相容性能。但是,表面形状不管如何设计,其角度应设计成钝角而非锐角,因为锐角的刺激可造成应力集中,而导致骨组织慢性吸收。种植体在龈结合部分的设计上要求表面光洁,粗细变化要圆缓,应避免粗糙或有沟槽。另外,由于种植体要承受很大的咀嚼力,在设计时要保证种植体的自身机械强度,不发生折断或变形。而种植体自身机械强度,主要取决于材料的强度、种植体的截面面积及几何结构等。对于采用表面涂层的种植体,其涂层材料本身的强度及涂层材料与种植体主体的附着强度好坏,也是种植成功的重要因素。

(2)合理的力学配置:有的患者在种植体植入成功并完成种植义齿修复一段时间后,出现种植体折断、松动等最终导致种植失败的情况,这多是由于力学配置不合理,应力集中所致。所以,种植义齿的成功与否,正确的力学设计非常重要。这包括种植体植入的数目、位置、排列,种植义齿力的分散,应力中断等一系列问题。

有句成语"量体裁衣",种植牙选择也要因人而异。这个"异"是指个体条件,又分全身条件和局部条件。全身条件是指全身健康状况,有无影响种植手术的疾病,如高血压、糖尿病、心脏病,若有疾病均要控制在正常范围内,还有血液病、肝病等;局部条件是指口腔内牙槽骨组织是否适合"种植",残留的牙齿是否影响"种植"。当然患者自己不会知道这些影响种植的因素,需要医生检查后进行评估。要求种植牙的患者大致可以分为三种,第一种是适合种植的患者,医生称之为有适应证;第二种是不适合种植的患者,医生称之为有禁忌证;第三种是经过治疗,控制了症状,可以进行种植牙的患者,医生称之为有相对禁忌证。

种植牙前应对自己的身体有一个明确的认识,对自己的口腔有一个明确的了解,在医生检查后,患者再提出自己的要求,所以术前评估很重要,医生可根据全身健康和口腔状况提出最佳的种植方案。比如患者上颌缺一个咀嚼食物的大牙,而大牙前后两个牙又被龋坏,这时就需要进行根管治疗,治疗后还要做"牙套"(学名为烤瓷冠或全瓷冠)。同时患者又缺下颌牙,若下颌牙邻牙无病损,那么,医生可建议,上颌大牙可做三个"牙套",学名叫冠桥,下颌可选择种植牙,这样既经济又实用。

28 ▶ 什么是种植牙?

种植牙不是植入牙胚,而是在缺牙区用外科小手术的方式把人工牙根植入牙槽骨内,经过3~6个月的愈合期,当人工牙根与牙槽骨结合后,再在人工牙根上做人工牙冠以恢复缺牙。这是一种既不损伤邻牙,又能恢复与自然牙相似功能且美观的修复方法。种植牙由埋在骨内的人工牙根、暴露在口内的人工牙冠及连接的基桩组成。根有固定作用,冠有咀嚼作用。

◆◆ 趣味讲述：种植牙的历史 ◆◆

口腔种植牙修复牙列缺损或缺失已经成为临床上常规的修复方法。口腔种植学是一门应用学科,其产生和发展代表了人们对口腔功能和美学的追求,是在无数次失败和成功的基础上发展起来的。了解一点种植牙的发展历史与现状有助于我们理解现代口腔种植技术。

古代就有种植牙吗？经考古专家证实,种植牙至今已有几千年的历史。早在 4000 年前的中国,2000 年前的埃及和 1500 年前的印加帝国,人类就已经尝试使用各种不同的材料来修复缺失牙,包括雕刻的动物牙齿、贝壳和金属材料等。人们还曾经利用从战争中阵亡者口中拔下来的天然牙来修复缺失牙。

约在公元 1100 年 Alabucasim 首先使用外科植入技术进行牙移植和牙再植,这种方法一度流行于法国和英国等欧洲国家的上层社会。但由于失败率高等原因而没有被广泛接受。

从 18 世纪初到 19 世纪中期,全球的专家和学者进行了各种尝试,但都没有成功。直到 1952 年 Branemark 开始用钛合金制作的器械植入骨内来研究骨愈合过程中的血液循环,偶然发现钛和骨发生了非常坚固的结合,并于 20 世纪 60 年代初开始将钛应用于牙种植的研究。经过数年的动物实验后,1965 年 Branemark 开始进行人体应用研究,并于 1977 年正式提出了"骨结合"理论,这是现代种植牙技术的最重要的基础研究成果,为种植牙技术的发展提供了革命性理论指导。Schroeder 首次清楚地证实了骨结合在组织学上的存在。

1981 年 Adell 发表了 15 年的种植牙临床研究报告,5 年以上成功率达到 90%。1982 年 5 月 Branemark 在加拿大多伦多大学的国际学术会议上报告了成功骨结合的全口种植牙修复病例。

1952 年瑞典的 Branemark 教授发现了纯钛材料的骨结合现象,并将其用于制作种植牙根,这是口腔医学史上最伟大的发现之一,他是现代种植牙奠基人。如果没有他的研究,数千万缺牙患者可能还在使用难看而笨拙的活动假牙,而不是美观、舒适、耐用的固定种植牙。他改变了人类的生活方式,促进了无数人的口腔健康和全身健康。Branemark 曾两次被提名为"诺贝尔奖"候选人,2011 年获欧洲发明人终生成就奖。

29　目前国内的种植技术成熟吗?

20 世纪 80 年代初期和中期,由华西医科大学陈安玉、王模堂教授牵头,赴日本和欧洲学习现代种植牙技术,回国后成立课题组与四川大学材料学院专家共同进行种植牙材料的基础研究,并逐步开展临床应用研究。1991 年我国第一本《口腔种植学》专著问世。1989 年华西医科大学举办了首次国际性种植牙学术会议推动了我国种植牙学科的发展。1995 年召开的全国首届口腔种植牙研讨会是规范健康发展种植牙学科的里程碑。

牙种植已逐渐成为口腔医学界公认的牙齿缺失的首选修复方式。牙种植手术其实是类似拔牙的一个较小的牙槽外科手术。牙种植的过程,可以把它想象成类似拔牙的反过程;拔牙是把坏的牙齿拔出来,而牙种植则是将人工牙根(种植体)植入到牙槽骨中。

30 种植牙为什么被称为人类的第三副牙齿？

人的一生中有两副牙齿，一副是乳牙，另一副是恒牙。乳牙从出生后 6 个月左右开始萌出，在两岁半左右 20 颗乳牙长齐。儿童乳牙脱落后萌出的牙齿就称为恒牙，这副牙齿是要用一辈子的。

种植牙植根于颌骨上，从功能到解剖外形、从咀嚼到合作性与天然牙几乎无差异，在修复过程中，不伤及邻牙，所以被称为人类的第三副牙齿。

31 颌骨与种植牙有什么关系？

颌骨是指构成我们颜面的三块主要骨骼：上颌骨左、右各一块，下颌骨呈蹄状，通过颞下颌关节与上颌骨构成一个整体。颌骨是种植牙的温床，如植树要土壤、种花要花盆一样，没有颌骨，种植牙就没有基地，没有落根之处（见下图）。颌骨质量，包括结构与形态，是种植牙植入成功的保证。颌骨结构的好坏，决定了种植牙的成功率。颌骨疏松、骨萎缩等，都会影响种植牙的稳定性。

颌骨分为上颌骨、下颌骨。上颌骨内有一重要结构是上颌窦，上颌窦位于上颌骨的后部，上颌窦的下壁由前向后盖过双侧上颌第二双尖牙、第一恒磨牙、第二恒磨牙的根尖，与上述根尖之间隔以较厚或较薄的骨质，或无骨质而仅覆以黏膜，其中以上颌第一磨牙根尖距上颌窦下壁最近。若上颌骨骨质疏松，当牙体缺失后，咀嚼功能及机械刺激减弱，残存的牙槽骨不断被吸收而萎缩，逐渐降低其高度而失去原有的大小和形状，牙槽嵴顶距离上颌窦下壁的距离减小，影响上颌后牙的种植手术。

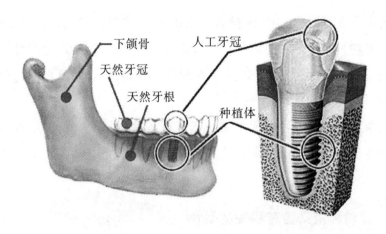

种植体、人工牙冠、天然牙的关系示意图

下颌骨内的重要结构是下颌神经管和颏神经,下颌神经管走向是由后向前,与其相关的牙齿包括下颌第三磨牙(俗称智齿、尽根牙),下颌第二磨牙(俗称大牙),下颌第一磨牙(俗称六龄牙、大牙),下颌第二前磨牙和下颌第一前磨牙。上述牙齿缺失后,下颌骨向下、向外吸收,颌骨高度降低,下牙槽神经管距离下颌骨牙槽嵴顶的高度减小,种植上述牙齿损伤下牙槽神经管的风险就会增加。颏神经位于两侧下颌骨前部,下前牙的下方,故种植下前牙存在损伤颏神经的风险。

这就是为什么种植手术前必须拍摄 CBCT(锥形束 CT)分析颌骨情况以方便制定有效的手术方案。

32　种植牙手术有没有年龄限制?

颌骨尚未发育完全的人不适合植入种植体。

种植牙适用于颌骨发育好的人群。一般 16 周岁以上的女性和 17 周岁以上的男性可以接受种植牙。

另一方面,种植牙对年龄没有上限要求,只要身体健康,没有种牙禁忌证的患者均可以种牙。通常老年人只要自身身体条件尚好,全身性疾病得到控制,并且能够耐受拔牙小手术,在经医生评估许可后,就可以接受种植牙手术。

健康的老年患者种植成功率与年轻患者差别不大。目前已经有八十多岁的老年人接受种植手术并且术后效果良好。

33　目前种植义齿有哪些类型?

种植义齿的种类有多种多样。

(1)种植义齿根据固定的方式分为:固定式种植义齿和可摘式种植义齿。

◎固定式种植义齿:种植义齿的牙冠结构与基台通过黏结剂或螺钉进行连接,患者不能自行摘取。固定式种植义齿有佩戴舒适、固位及支持力强、咀嚼效率高等优点,又有单冠、连冠和固定桥三种方式。

◎可摘式种植义齿:这类修复体在临床上较少使用。

(2)种植义齿根据形态分为:柱状植体和根形植体,常用的是根形植体。

(3)种植义齿按缺牙数目分为:

◎单个牙种植义齿:针对单个牙齿缺失的种植修复体。

◎多个牙种植义齿:按支持基牙不同,又可分为种植体支持式连冠、种植体支持式固定桥、种植体与天然牙联合支持式固定桥。

◎全口种植义齿:主要分为全口固定式种植义齿和全口覆盖式种植义齿。

(4)种植义齿根据植入时机又可分为:即刻种植(详见拔牙后种植)、

延期种植、早期种植。

延期种植是在拔牙 6 个月后进行种植手术,以下几种情况建议进行延期种植:拔牙窝有囊肿、拔牙窝炎症严重、怀孕、未满 18 周岁或因出国等公务不能及时就诊等。

早期种植分为软组织愈合的早期种植(拔牙后 4 ~ 8 周)和部分骨组织愈合的早期种植(拔牙后 12 ~ 16 周),种植体的愈合过程类似于即刻种植。

患者不必纠结于哪种样式的修复体是最好的,因为只有适合自己的才是最好的义齿。医生自然会根据患者口腔情况提供适宜的修复方案供患者选择。

34 与传统修复术相比,种植牙修复有哪些优点?

传统的修复有以下不可避免的缺点。

(1)传统方法镶的活动义齿:由于没有牙根的支持,需靠邻牙的支持,在邻牙上制作支持所需的卡槽,使邻牙易受损伤。

(2)传统方法镶的全口活动义齿:由于没有牙根的支持,要制作基托骑跨在牙床上,靠口腔唾液的吸附,异物感较强,也容易脱位。

(3)传统方法修复的固定义齿:需要把两边的邻牙磨小一圈,会对邻牙造成一些不可逆的损伤,并且对邻牙的要求也较高,一般要求两边都要有邻牙,且邻牙必须是牢固的。

相比以上三种传统的牙修复方法,种植牙在性能、寿命上更有优势,且适应证更为广泛,种植牙的硬度、稳定性也比烤瓷牙更为优秀,这得益于两者固位方式的不同。

同传统假牙比较,种植牙具有以下突出的优点。

(1)种植牙便利美观,体积小、不露金属,有利于保持口腔清洁卫生。

(2)种植牙使用舒适,不需要活动假牙必备的基托与卡环,没有大面积塑料基托导致的味觉迟钝与不舒适感;食物可以与口腔黏膜全方位接触。

(3)种植牙独立存在,与烤瓷冠桥相比不损害邻牙,避免邻近牙齿咬合力负担过重。

(4)使用种植牙咀嚼效率大大高于使用传统假牙,咀嚼食物的感觉类似于天然牙齿,可以充分刺激黏膜上的黏液腺分泌消化酶,促进食物消化的同时,使食物吃起来味道更好。

(5)种植牙像真牙一样扎根在患者的口腔里,获得牙槽骨支持,可减缓牙槽骨的萎缩。

(6)数字导航下的种植技术日趋成熟,手术的安全性大大提高。

(7)种植牙符合口腔的生理功能,能有效地提高缺牙患者的生活质量。

35 种植牙有何不足之处?

(1)治疗周期长,一般种植上颌牙需要4~6个月,种植下颌牙需要3~4个月;复杂病例,如果需要植骨或软组织成型等手术,治疗周期往往超过一年。

(2)治疗费用比一般活动修复、固定修复更高。

(3)对设备及医疗技术要求高。

(4)与传统修复方式相比,种植牙的禁忌证及相对禁忌证更为严格。

36 种植牙修复需要多长时间? 会痛吗?

如果患者颌骨情况良好不需要植骨时,上颌牙的种植一般需要 5~6

个月可以完成,下颌牙的种植需要 3~4 个月;如果患者因骨量不足而需要局部植骨,需要再延长 4~6 个月;如果患者患有牙周病,在种植治疗之前还需要治疗牙周疾病,牙周治疗的时间根据患者病情的程度不等。

随着种植技术的发展,现已有即刻种植、即刻修复的方式。但是即刻种植、即刻修复的适应证比较严格,需要根据缺牙区具体条件而定。并不是所有的患者都适合即刻种植、即刻修复。

牙种植手术大部分是无痛,少量患者感觉有轻微疼痛,在 24~48 小时内便会消失。大部分病例术后不需要服用止痛药,少数有疼痛感的患者可在术后服用止痛药。

37 做种植牙有哪些风险?

种植牙一般性风险主要与下列情况有关。

(1)材料:使用不合格的或低劣的种植体产品,会导致种植体松动、炎症或其他不良并发症。

(2)术者的技术:如果手术操作不当,一是可能损伤下牙槽神经。二是在术中损伤血管致出血,这种可能性较小。三是术中用力不当致牙龈撕裂导致出血。种植牙手术比拔阻生牙的风险要小得多,而且是可以预防与控制的。

(3)种植术后保养与护理:做种植牙一定要选择专业的医生,在符合种植牙适应证的情况下手术。一句话,患者在正规医院或诊所,选择好种植材料,由临床经验丰富的医生操作,并认真执行医嘱配合治疗,配合护理,可有效地规避种植风险,避免种植牙并发症的发生。

38 种植一期术后有哪些并发症？

（1）伤口裂开：缝合过紧或过松，尤其在感染的情况下，易导致局部伤口裂开，应及时清创，再次缝合，避免种植体暴露。

（2）出血：黏膜骨膜剥离损伤大或黏膜下剥离广泛，尤其是术后压迫不良，均易导致黏膜下或皮下出血，一般可在数日后被吸收。可在术后早期冷敷，晚期热敷。对于因全身因素有出血倾向者，应对症处理。

（3）下唇麻木：多因术中剥离时损伤颏神经或种植体植入时直接创伤所致。前者多可恢复，后者应去除该种植体，避开神经重新选位植入。

（4）窦腔黏膜穿透：上颌种植时，由于骨量不足，容易穿通上颌窦或鼻底黏膜，容易造成种植体周围感染，应及时去除。

（5）感染：多由手术区或手术器械污染及其他并发症诱发。

（6）牙龈炎：种植义齿修复后，由于口腔卫生不良或清洁方法不当，对暴露在口腔的种植体基台没有有效清洁，黏附在基台上的菌斑刺激牙龈所致。菌斑的形成大多由于种植体基台表面划伤，细菌得以在其上繁殖。因此，除种植体本身在生产加工时要保证基台光洁外，在手术操作、患者自我护理的过程中，也要对基台表面仔细保护。

（7）牙龈增生：基台穿龈过少，或基台与桥架连接不良，造成局部卫生状况差，长期的慢性炎性刺激可致牙龈增生。

（8）进行性边缘性骨吸收：多发生在种植体颈部的骨组织，与牙龈炎、种植体周围炎、种植体应力过于集中以及种植体机械折断长时间未纠正有关。

（9）种植体创伤：常见于种植义齿被意外撞击，严重时可致种植体松动。

（10）种植体机械折断：与种植体连接的部位（如中心螺丝）折断，主要由机械性因素或应力分布不合理所致。

39 种植牙带来的口腔美观效果能够维持多久？

美观问题主要涉及上颌前牙区的种植修复，常见的美学并发症包括修复体颜色或形态欠佳，穿龈轮廓不理想；牙龈缘、牙龈乳头或龈曲线与邻牙不对称；牙龈乳头高度降低，牙间隙出现"黑三角"；牙龈透出下方金属色或牙龈退缩后种植体或基台颈部金属暴露等。

美学并发症应当以预防为主，种植体在理想的三维位置上成功骨结合，患者种植区及邻近区域软、硬组织健康，临时修复体牙龈塑形良好，永久修复体的颜色形态协调，精密度高等，是保证美学修复的前提。

修复体穿龈轮廓不理想，应使用临时修复体引导种植体周围软组织塑形，逐步调整临时修复体获得理想的穿龈轮廓后再行永久修复；修复体颜色形态欠佳时，应重新制作修复体；由缺牙间隙与邻牙不对称引起的美观问题可以采用美学原理的视觉效果来改善；牙龈透出下方基台金属色时，可选择全瓷基台结合全瓷冠修复；修复体稳定后出现美学问题，常常难以获得最终满意的美学效果，虽然利用骨增量结合转移龈瓣覆盖等技术可以短期内得到改善，但远期效果并不稳定。

40 为什么前牙区种植后，两种植牙之间容易出现"黑三角"？

种植义齿牙龈美学效果不良主要体现在三个方面，即牙龈萎缩、牙龈乳头恢复不良或缺失，以及牙龈增生。

两种植牙之间容易出现"黑三角"的原因是没有形成良好的牙龈乳头

的形态或是牙龈萎缩。牙龈萎缩发生的高峰期是二期手术连接基台后的前三个月(平均约 1mm 的牙龈组织发生萎缩)和修复完成后的前六个月(0.5~1mm 牙龈组织发生萎缩)。牙龈萎缩程度的差异是由于角化龈的厚度和其下方支持骨组织的量不同。

邻间隙骨嵴是支持牙龈乳头形态的基础,因此邻间隙骨水平是保存牙间乳头的关键因素之一。相邻的牙根位置较接近时,拥有的邻间隙骨质较薄,薄的骨质发生吸收的可能性较大,降低邻间隙骨高度,引起牙龈乳头消失,因此种植体之间的距离对牙龈乳头的美学重建非常重要。前牙区植入种植体后唇侧的骨量常常是不足的,如果没有良好的骨增量及软组织成型手术,修复后此处的牙龈非常容易跟随牙槽骨高度出现严重萎缩,导致种植体之间"黑三角"的产生。

41 防止种植义齿出现美学问题,有什么方法?

对骨质缺损严重的病例,一般应作相应的骨组织处理后,再结合软组织增骨的方法,可获得可预测的长期美观效果。美学硬组织处理方法较多,包括引导骨再生术、Inlay 骨移植术、Onlay 骨移植术、"三明治"法、植骨术等,此外还有骨劈开技术、骨挤压技术、牙槽嵴牵张扩增术等。

42 即刻种植有什么优点?

即刻种植即在拔牙后同期植入种植体。即刻种植可以减少手术次数,缩短等待修复时间,减少拔牙后牙槽骨的生理性吸收,尽早恢复口腔咀嚼功能,修复美学效果好,能明显改善患者的生理功能,有助于心理健康。

（1）种植体的骨结合过程与牙槽窝愈合同时进行，缩短了治疗时间。

（2）新鲜拔牙窝显示缺失牙的三维空间，使得确定种植体植入的位置和角度更简单。

（3）即刻种植有利于保护拔牙周围的牙槽骨及其他的组织结构。

（4）即刻种植有利于早期恢复缺失牙的自然的外观。

（5）即刻种植可以减少由于牙槽骨吸收后采用植骨治疗等外科学技术产生的其他治疗费用。

（6）引导骨再生技术的应用使得即刻种植取得了与延期种植相近的成功率。

（7）即刻种植缩短了义齿修复周期，有助于尽早解决社交及心理问题。

43　哪些患者需要谨慎选择即刻种植修复？

虽然即刻种植术有上述众多优点，但并不是所有的患者均可以选择即刻种植进行修复。以下患者就需要谨慎选择即刻种植修复。

（1）患者需要种植的口腔区域的周围软、硬组织存在明显炎症。

（2）受植区周围牙槽骨存在明显的缺损，种植体植入后无法获得足够的机械稳定性，如颌骨囊肿、骨髓炎等。

（3）需要拔除的患牙与周围的牙槽骨已形成骨固连，无法微创拔除。

（4）受植区无法提供足够的软组织。因为手术需要采用闭合式愈合，软组织不足时，手术窗口不能关闭。

（5）患者存在全身种植义齿修复禁忌证，如骨代谢性疾病、血液病、心脏病、恶性肿瘤等。

（6）有严重的错𬌗、紧咬合、夜磨牙症、偏侧咀嚼等不良咬合习惯，并且还没有进行治疗或矫正的患者。

44　哪些患者适合做即刻种植？

　　临床上常见的可选择即刻种植手术的主要为外伤、龋齿、牙周炎、乳牙滞留及种植失败的患者。

　　(1)患者没有严重的烟酒等不良嗜好或每日吸烟量小于 20 支,口腔卫生状况良好。

　　(2)选择拔除患牙后即刻种植的牙周炎患者,原则上应先进行牙周综合治疗,包括牙周基础治疗和调𬌗等。

　　(3)咬合关系:患者的咬合关系基本正常,龈𬌗距离不小于 5 mm。

　　(4)拔牙区情况:拟拔除患牙根尖区无急性炎症和大量的肉芽组织;拔牙窝骨壁完整,种植体至少有 5 mm 以上位于自体骨组织里。

　　(5)受植区情况良好:种植体周围附着龈宽度≥2 mm,无须牙龈移植等手术;受植区有足够的软组织且无严重的炎症,手术创口可以无张力关闭;种植区域有足够的骨量,不需要进行上颌窦底提升术、外置法植骨术、骨牵引术等骨增量手术且种植区域骨质为 Ⅰ 类～ Ⅲ 类;受植区周围牙槽骨无明显的缺损和骨折,足以支持植入的种植体获得良好的初期机械稳定性;受植区周围组织或牙齿没有其他不稳定因素,如未控制的牙周炎症、根尖炎等。

　　(6)无不良的口腔习惯:患者无明显夜磨牙或紧咬牙习惯。

45　活动义齿、种植牙与烤瓷牙应该怎样选择？

　　在一些较为特殊的情况下,种植牙的应用还是比烤瓷牙更具优势。

　　如当全口牙齿缺失时,必须制作全口假牙,传统假牙由于仅靠牙床黏膜软组织的支持,固定力量薄弱,不但假牙容易松动,而且咀嚼功能不佳,仅能恢复正常功能的三四成而已。加上如果牙龈受力不当,牙槽骨将逐渐萎缩,假牙效果也越来越差。

　　而种植牙则不会有移动或咀嚼功能不好的情况,且稳定性和硬度更高,而且种植牙对植入部位的牙槽骨形成功能性刺激,延缓了牙槽骨的吸收,因而种植牙比烤瓷牙更为优秀,也更为稳定。

46　种植修复前要做哪些准备?

　　种植义齿修复在种植治疗实施前需要经过一系列检查和病史询问,以便医生确定缺牙患者是否适合做种植义齿修复并对种植义齿进行修复前的设计,目的是给患者最佳的种植修复方案。

　　(1)缺牙部位种植术前的常规检查:种植义齿的成功与种植前医师的口腔检查和评估密切相关,缺牙部位种植修复的常规检查主要包括口腔局部检查、X 线检查和全身检查。现在 X 线检查一般主要做 CBCT 检查。CBCT 是三维的影像检查,对缺牙位置牙槽骨的高度、宽度及缺牙区周围情况有一个立体的呈现。

　　(2)全身一般检查:进行种植手术前,必须进行一个全身的体检以评估患者能否接受种植手术。体检项目包括凝血四项、肝肾功能、血压、脉搏、心电图、胸透、血细胞分析、血糖等,然后根据病史及检查结果,选择适应证,排除全身及局部禁忌证。对于相对禁忌证,可通过治疗,去除不利因素后再行种植手术。做种植手术时,应保证患者全身状况良好。

　　(3)口腔检查:主要分口内检查和口外检查。

　　◎口腔内局部检查:主要检查缺失牙的部位,缺失牙的数目,缺失牙间隙的大小、宽度,缺牙区的咬合关系,对殆牙的健康状况及位置,缺牙部位牙槽骨的高度、宽度,以及缺牙区周围组织的健康状况。

◎缺牙区的情况：对于全身条件许可接受种植手术的患者，要从口腔专科角度来考虑是否适合种植牙手术。种植外科发展初期，骨内种植体仅适于植入牙槽骨高度 > 10 mm，宽度 > 5 mm 的病例，7 mm 的咬合间隙是常规种植牙所需的适宜间隙。因此，大约有 1/2 的缺牙患者因局部条件不足而不能采用种植修复。20 世纪 80 年代后期，随着多种植骨技术的应用，种植适应证在不断扩大，使各类缺牙患者几乎都能得到修复，对口腔局部骨量条件已无绝对禁忌。缺牙区牙槽骨高度或宽度不足时，可以在种植体植入术中行引导骨再生术进行处理。因此，在进行种植前会从三维立体角度来检查患者，确定局部的条件及口腔环境。

◎缺牙原因及牙周状况：一般要明确缺牙部位目前的状况是由什么原因引起的，何种原因造成的骨丧失，是否有外伤史（如车祸、暴力打击等），是否有未经治疗的牙周病。如有，应在种植术前先治疗并控制口内余牙的牙周病。

◎口腔卫生检查与处理：种植体能否长期与骨组织结合，种植义齿能否长期发挥功效，口腔卫生是关键。因此，口腔卫生差者，要先在术前清洁口腔，行牙周洁治术去除菌斑和牙石，保持口腔余留组织的健康。长期夜磨牙或酗酒、抽烟会造成种植体周围组织的创伤、软组织萎缩、骨组织吸收等，使种植体失败率增加。

另外，刷牙的频率、时间、器具等都会影响种植体的使用寿命。吸烟是导致牙周炎的第二大风险因素，仅次于牙结石。因此，吸烟状态，包括时间、数量等都会对种植体的使用寿命产生很大影响。

47 拔牙后多久可以进行种植牙修复？

根据个体全身与局部情况有两种选择。

（1）即拔即种：即即刻修复或即刻种植，是指种植术后 48 小时内完成临时上部修复,待种植体完成骨性愈合后更换上部结构,完成永久性修复;即刻修复据其咬合接触特点又分为功能性和非功能性两种。如果是单根牙,且没有局部感染,则可以考虑即刻种植,也就是说,在拔牙的同时进行种植手术。即刻种植的优点是可以有效保存牙槽骨和牙龈,使最终完成修复后获得更好的美学效果。

(2)延期修复。常规的种植手术一般要在拔牙后 3~6 个月进行,但如果单根牙区不适合做即刻种植,有条件的话,最好在拔牙的同时进行拔牙位点的保存,这样可以尽量保存拔牙区域的骨量和软组织,以利于日后在种植修复完成后能达到比较理想的美学效果。

48　影响种植牙手术成功主要有哪些因素?

影响种植牙手术成功的因素有以下几方面。

(1)适应证的选择:口腔颌面种植技术是缺损修复的一种新的先进手段,但并不是所有病例都适合于种植修复。种植义齿也并非完美无缺,它并没有取代传统的义齿修复。所以严格掌握适应证,并认真做好种植前的准备工作是保证种植成功的因素之一。

(2)种植体材料的选择:制作种植体的材料应具有良好的生物相容性及生物力学适应性,对人体应无毒、不致敏、不致畸、不致癌。口腔组织对其有较好的耐受性,材料没有或仅有极弱的化学刺激性,对体液有抗腐蚀性,在人体内能长期保持稳定。

(3)医疗机构的选择:不良的外科手术操作,常是造成种植体早期失败的原因。例如不严格进行无菌操作、不严格进行种植体及器械净化处理、手术操作不精细而使创伤太大、钻骨温度过高等诸多因素都是造成种植失败的原因。尤其是骨组织的热损伤由于易被忽视而成为直接造成手术失败的重要原因。研究表明,47℃一分钟可使骨细胞坏死,60℃一分钟便可造成骨细胞不可逆的坏死。因此,施术者操作精细,严格控制产热和散热,手术中对骨组织活力的有效保护十分重要。用骨钻钻孔时,转速不能超过 2000 rpm,慢速应为 15~20 rpm,并以生理盐水注水降温。

49 种植修复后可能会出现哪些问题?

种植手术后,种植义齿设计不良、患者自身维护不当等原因会造成种植义齿并发症。种植义齿并发症主要有以下几种。

(1)种植体基台的松动、折断,上部结构螺丝的松动和折断及种植修复支架的断裂:修复体使用时间过长,金属疲劳、腐蚀,患者不良的咀嚼习惯(夜磨牙、紧咬牙、偏侧咀嚼等)可导致基台的松动、断裂。

(2)种植体折断:常由种植体疲劳、损伤引起,并同时伴有严重骨吸收。

(3)种植体周围龈缘炎、种植体周围炎:菌斑、牙结石刺激牙龈组织引起牙龈炎症形成种植体周围黏膜炎。若未得到及时治疗,此种黏膜炎又会逐渐发展为种植体周围炎,表现与牙周炎类似,严重的可导致骨吸收、种植体丧失。

(4)美观问题:主要包括种植义齿龈乳头区"黑三角"、钛金属基台对牙冠颜色的影响及义齿形态对面部丰满度的影响。

因此患者应保持口腔卫生(此部分在上篇中有详细讲述),定期复查,积极防治种植并发症的发生。

50 什么情况的患者可以考虑接受种植牙修复?

(1)普通缺牙者,慢性病得到控制并又符合第二条者,处在稳定状态的缺牙者。

(2)身体健康且种植区有足够高度及宽度的健康骨质者。

（3）口腔黏膜健康,没有黏膜病(如白斑、扁平苔藓),以及有一般复发性口疮(即阿弗他溃疡)者是可以接受种植手术的。

（4）种植区有足够宽度的附着龈。

（5）磨牙缺失或最后一颗(或一组)牙齿缺失的修复。

（6）对活动义齿不适应者(取上、取下,清洁保养),希望固定修复而不愿意损害邻牙者。

（7）活动义齿固位差、无功能、黏膜不能耐受者。

51　存在颌骨缺损的人能否接受种植牙修复?

因外伤、肿瘤所致下颌骨体部部分或全部缺损的患者,常采用自体带血管髂骨或不带血管髂骨移植,以修复骨缺损,恢复其外形。

但此类患者在骨移植修复缺损后,由于患者的口腔不具备牙槽嵴状态,很难正常镶假牙,因而不能恢复咀嚼功能。如果采用口腔种植技术,在植骨的同时植入种植体,待6个月种植体与骨组织产生骨结合后,即可镶种植假牙,在恢复面部外形的同时能较好地恢复咀嚼功能,达到重建合颌骨外形及功能的目的。

52　种植义齿与自体牙在使用中有哪些差异?

（1）天然牙为高刚度不可再生牙体组织,牙槽骨为低刚度可再生组织,其中间有牙周组织;种植体为高刚度不可再生组织,牙槽骨为低刚度可再生组织,中间无牙周膜组织联系,种植体与牙槽骨属于刚性接触。

（2）天然牙－牙周膜－牙槽骨系统:神经－肌群－咀嚼系统形成负反

馈系统;种植牙－牙槽骨系统:神经－肌群－咀嚼系统形成开环系统。

(3)牙体的形态:牙在组织中呈悬吊式,可将咀嚼力变为对牙槽骨的拉应力。牙体锥形可产生抗剪切力。牙体多根可产生抗复合侧向力。种植体的形态为圆根:无抗剪切力与复合侧向力。

53 种植修复后咬合不适应该怎样处理?

患者感到咬合不适或疼痛,应立即就医。医生会根据情况减少或避免侧向力,消除咬合高点、分散𬌗力。

◆◆ 趣味讲述:口腔种植牙的风险 ◆◆

简单说,就是全身因素与局部因素。全身因素指全身性疾病。这些疾病暂时影响或长期影响种植体。局部因素指口腔的种植条件,包括颌骨组织与解剖结构,黏膜有无病变,舌体牙槽骨是否正常。

全身疾病对种植骨结合的影响主要体现在伤口的愈合程度、种植后骨改建的能力、长期种植骨结合能力的保持,以及减少并发症。全身疾病的风险因素又可以细分为低风险因素和高风险因素。

高风险因素长期影响种植牙在口腔的"生存":①机体患病,如严重的骨疾病,成骨不全和溶骨症。②治疗疾病的药物,如口服皮质类固醇和肿瘤化疗药物等。③患者有心理精神疾患,不能正常沟通交流。

一般低风险因素:放射治疗;糖尿病(特别是青少年糖尿病);出凝血功能障碍(如出血性和药物导致的抗凝机制下降);抑制骨生长或/和破坏骨发育能力的药物等。这些风险因素在医生指导下有可能改变,从而患者可以获得种植条件,包括一些疾病的治疗症状得以好转与控制。局部因素的控制除医生的经验和技术水平外,还涉及医生的观点与对适应证的把握。有时也会与医生的经济利益挂钩。故当患者自身口腔条件较差时可以多请几个专家会诊。

在种植牙修复缺失牙的过程中,由于受到个体因素、解剖条件、临床医生经验和治疗条件等因素的影响,在种植牙外科手术、种植牙修复和修复后的种植牙维护阶段均可出现风险,这些均影响种植牙的顺利进行和长期稳固。对于种植牙的风险,应以预防为主,掌握预防原则,尽可能避免风险的发生。要在种植牙外科手术前做好完善的治疗设计,手术中正确操作,保证制作种植牙工艺精密,术后保证定期复查,高质量维护。如果出现了风险,应及早发现,积极采取相应措施,正确处理,减轻患者痛苦,提高种植牙治疗效果。

54　种植牙的相对禁忌证有哪些?

（1）胃肠道功能紊乱。

（2）轻度肾功能不全。

（3）患者思想上缺乏必要的理解和配合。

（4）其他疾病:曾经做过颌骨放射治疗、糖尿病、夜磨牙症等。

55　种植牙万一失败了怎么办?

种植牙也会失败。种植时机选择不当、种植设计不合理、种植医生技术不高、种植术后感染得不到控制都有可能造成种植牙的失败。一旦种植牙失败,要及时把种植体取出,搔刮骨窝内的肉芽组织,压迫止血。约4个月后,可请经验丰富的种植医生再次种植。

56 种植牙会折断吗?

种植牙是由机械部件连接起来的。如果种植牙上部的牙冠修复设计有缺陷,产生不良应力或应力集中,就有可能造成种植牙的修复螺丝松动或折断。

57 微笑时露牙龈的人,种植牙风险就大吗?

微笑时露牙龈的人,我们称其笑线高,如果前牙种植牙时,其美学恢复的风险比笑线低的人要高很多,因为种植牙的龈乳头及牙冠唇侧边缘要求很高的技术难度去恢复。如果是后牙种植牙,就不存在上述风险。

58 高血压患者可以接受种植牙手术吗?

近年来高血压的患病率较高,而高血压属于种植牙手术的相对禁忌证。

当患者血压值控制在正常范围内(低于 140 mmHg/90 mmHg)时可以进行种植牙手术。通常高血压分为三级。轻度:舒张压 90 ~ 99 mmHg,收缩压 140 ~ 159 mmHg;中度:舒张压 100 ~ 109 mmHg,收缩压 160 ~ 179 mmHg;重度:舒张压 ≥ 110 mmHg,收缩压 ≥ 180 mmHg。

所有患者在进行种植术前均需要测量血压,尤其是已经诊断为患高血压病的患者。轻度高血压患者,可以进行种植牙治疗;重度高血压患者,应经心血管内科医师会诊并进行降压治疗,把舒张压控制在正常或轻度高血压的范围内并稳定在一周以上,才能进行简单种植牙手术,还需要加强术后观察,若需要同期行复杂取骨植骨术,则建议住院进行。

高血压患者如果在服降压药同时长期服用阿司匹林等抗凝血药物,需要与内科医师会诊后决定是否停药及何时停药,择期进行种植牙手术;一般在手术当天停药即可,手术后三天即可恢复服药。

通常情况手术不会导致患者血压升高。情绪不稳定的高血压患者,可经过药物控制、心理疏导、语言安抚后,在心电监护下进行种植牙手术。

59 糖尿病患者可以接受种植牙手术吗?

糖尿病在我国的发病率近 10%,糖尿病患者种植牙最大的风险在于手术创口易感染和愈合不良,种植体与骨结合受到影响。那么糖尿病患者可以接受种植牙手术吗?

(1)1 型糖尿病患者是不能接受种植牙手术的。

(2)2 型糖尿病患者空腹血糖控制在 7.0 mmol/L 以下,且口腔内没有慢性炎症,同时在围手术期应用抗生素的条件下,可进行相应的种植牙手术。患者在种植牙术前和术后需要注意预防感染和接受抗生素治疗;严重的糖尿病患者,只能在内分泌科治疗将血糖稳定后才能进行种植牙手术。

糖尿病患者容易发生牙周炎和种植体周围炎,所以糖尿病患者种植牙后,需要定期进行口腔维护,降低继发感染的可能。

没有按规律服用药物或注射胰岛素,血糖控制不佳的情况下,糖尿病患者不能进行种植牙手术,否则术后易发生感染。糖尿病患者在种植牙手术后需要定期服药,将血糖控制在正常水平。

60 牙周病、牙龈严重萎缩的患者可以选择种植牙吗？

牙周病确实会影响种植牙。早期炎症影响种植体与骨结合，晚期病原微生物会感染种植体周围组织，导致种植体周围炎。但是在种植牙前，对牙周病进行规范的牙周基础治疗，控制牙周的炎症后，牙周病患者完全可以进行种植牙修复，而且种植牙反过来分担了一些咬合力，有利于减缓牙周病的症状。

患者牙龈严重萎缩意味着附着龈的丧失。附着龈质地坚韧，紧密附着在牙槽嵴表面，有抵抗机械摩擦的能力，并且保证了结合上皮在种植牙表面附着的机械稳定性。一旦牙龈严重萎缩，咀嚼时牙龈在种植牙表面附着的机械稳定性容易受到破坏，抗感染能力下降，极易发生种植牙周围炎。所以对牙龈严重萎缩的患者，先将腭部黏膜移植到种植牙区域，形成了新的附着龈后就可以安全做种植牙手术了。

口腔卫生状况不好的人群，在其口腔内做任何治疗都存在较大的风险，种植牙也是如此。只有养成良好的口腔卫生习惯，戒除不良嗜好，定期进行口腔卫生保健，这样才建议种植牙。

61 患心血管疾病的人可以接受种植牙手术吗？

有冠心病史的患者，要求种植牙时，一定要仔细了解最近一次的发作时间、频率、诱因、发作时的严重程度和所应用的治疗药物，并由此评估疾病的程度。

冠心病患者进行种植牙手术时应常规备有硝酸甘油制剂和氧气，如果操作时间超过 30 分钟，应进行生命体征监护。轻、中度冠心病患者原则上应由经验丰富的医生在短时间内完成较简单的种植牙手术,不建议进行复杂的种植牙手术。重度冠心病患者建议在心内科先行治疗控制病情。待患者情况好转后(12个月未发生心梗),在心内科医生同意和协助下方可实施简单的种植牙手术。术后需要住院观察一周。另外还要注意以下两点:

(1)日常喜欢锻炼、经常运动、爬楼梯不费劲的心脏病患者,在心理疏导、语言安抚后,可在心电监护下进行种植牙手术。

(2)6个月内进行过心脏瓣膜置换术及有心肌梗死、频繁心绞痛发作、心功能Ⅱ级以上的患者,视疾病的程度与药物控制情况暂缓种植牙手术。

62 慢性乙型肝炎患者可以种植牙吗?

慢性乙型肝炎患者肝功能正常且乙肝五项检查显示无"大三阳"时,是可以接受简单的种植牙手术的。但术后要严密观察,并行抗出血、抗感染治疗。

63 骨质疏松患者可以种植牙吗?

虽然骨密度会影响到种植牙的设计、手术方法、愈合时间及负重方式,但骨质疏松即存在明显的骨量和骨密度变化的患者并不是绝对不可以接受种植牙手术的。采用加大极差制备种植窝洞和增加种植区域骨量以增强骨结合等方法,也是完全可以做好种植牙的。

64 恶性肿瘤患者可以种植牙吗?

(1)恶性肿瘤患者在放化疗期间及多发性骨髓瘤患者是不能接受种植

牙手术的。

（2）恶性肿瘤术后稳定 3 年经检查未见复发和转移者，是可以做种植牙手术的，例如肠癌和胃癌患者等。

（3）头颈部肿瘤患者放疗期间及放疗治疗后 3～5 年内不宜做种植牙手术。

65 颌骨骨髓炎患者可以接受种植牙治疗吗？

慢性颌骨骨髓炎患者不宜接受种植牙治疗。

急性颌骨骨髓炎患者治疗痊愈后可以接受种植牙手术。

66 进行过人工关节植入术的患者可以接受种植牙手术吗？

进行过人工关节植入手术的患者应在关节植入术后 2 年再进行种植牙手术。

67 舍格伦综合征患者能种植牙吗？

通常情况有舍格伦综合征病史的患者是可以接受种植牙手术的。

68 类风湿性关节炎患者能进行种植牙治疗吗？

类风湿性关节炎患者是可以选择性接受种植牙治疗的，但对治疗该病所服用的药物要特别关注。服用了免疫抑制剂及糖皮质激素类药物的患者是不能进行种植牙手术的。

69　服用了哪些药物的患者不能接受种植牙手术？

正在接受双膦酸盐及免疫抑制剂药物治疗的患者,曾经采用静脉给药方式服用双膦酸盐类药物的患者不能接受种植手术;正在服用抗凝血药例如华法林、阿司匹林药物的患者,需要经过内科会诊,确定是否停药及停药时间后,才可接受一定的种植牙手术。

70　有其他感染的急性炎症期患者可以进行种植牙手术吗？

有感染的急性炎症期患者应暂缓种牙手术,待炎症消除后再进行种植牙手术。

71　夜磨牙症患者可以种植牙吗？有何特殊注意事项？

夜磨牙症患者是可以进行种植牙修复的。

夜磨牙症患者口内的种植牙固位螺丝在夜晚磨牙作用下容易折断,因而容易造成种植牙失败。如果睡觉时佩戴夜磨牙𬌗垫,上述风险就不会发生。所以夜磨牙患者在种植修复后需要在夜间佩戴𬌗垫。

72　颞下颌关节紊乱综合征患者可以接受种植牙吗？

严重的颞下颌关节紊乱综合征患者可能会出现张口受限,这种情况会影响种植牙手术的进行。若患者张口受限(小于两指)并出现关节疼痛,则建议延期,待症状缓解后再考虑种植牙手术;如果张口度有两指以上,通常修复上、下颌第一磨牙前方牙齿的种植手术是可以进行的。

种植牙修复缺失牙后有利于恢复咀嚼功能,又可缓解颞下颌关节紊乱综合征的症状。

73 女性患者做种植牙需要注意什么?

女性患者在月经期、妊娠期及哺乳期应暂缓行种植牙手术,待月经期过后及生产完再进行手术。原因有以下几点。

(1)月经期种植牙术后容易诱发代偿性出血。

(2)妊娠前、后期,孕妇不宜进行种植牙手术以免引起流产、早产等情况。即使在孕中期,进行种植牙修复时也需要术前和术后影像学检查、注射麻醉药物及服用抗生素药物等,均可能对胎儿产生不良影响。所以在妊娠期尽量避免种植牙外科操作,应推迟到分娩后进行。

(3)哺乳期妇女虽然可以接受简单的种植牙手术治疗,但术前及术后不可服用抗生素,只可含漱漱口水或生理盐水预防感染;同时麻醉药容易通过乳汁被婴儿吸收而产生不良后果,所以哺乳期妇女在种植牙术后应暂缓哺乳。

74 种植牙手术会不会损伤神经?

与任何外科手术一样,种植牙手术不可避免地会有一些并发症,神经损伤就是其中一种。牙种植外科手术导致的神经损伤的概率较低,且近年来发生率有所下降。

神经损伤中完全的神经断裂比较罕见,更多的是因为神经局部暂时性被压迫或者机械性损伤,通常表现为神经支配的区域皮肤感觉异常或减退。

对于有神经感觉异常表现的术后患者,医生会根据临床检查及 X 线检查的情况判断病情,对是否取出种植体或者将种植体反旋退出神经管区域作出选择。对于神经感觉异常,应积极采取治疗措施,如服用神经营养药物(维生素 B_1、维生素 B_6、维生素 B_{12}),结合电刺激疗法、针灸、按摩等物理疗法对损伤部位进行理疗。单纯的末梢神经损伤或轻微损伤,一般在术后数周即可自行恢复。

因此对于神经损伤,术前预防更为重要。这也是在条件允许的情况下尽量会要求患者拍摄牙科 CT 的原因。通过牙科 CT 基本可以确定神经管及神经管开口的位置,从而在种植牙手术中尽量避开此区域,以免造成神经损伤。

75　种植牙手术会不会损伤到邻近的牙齿?

种植牙手术要求种植体距离邻近的牙齿至少 1.5 mm。但临床上常有可能由于邻近牙齿根尖弯曲、邻牙长轴偏斜、牙齿缺失间隙过小或者在制备窝洞时医生对位置、方向把握不当,从而导致邻近牙齿的损伤。

如果损伤到邻牙,一般会出现邻牙疼痛的症状。对于轻微、短时间的邻牙损伤,可暂不做处理,先行观察;而对于疼痛时间较长且已有牙髓炎、根尖周炎表现的,应立即处理,尽量保留患牙。

对于此类损伤,也是重在预防。术前医生会根据检查及 X 线片进行仔细地测量及分析,根据牙齿缺失部位间隙的大小选择好合适的种植体,同时在牙种植手术中谨慎细致操作,制备窝洞时保持与邻牙牙根平行,减少邻牙损伤的可能。在遇到牙齿缺失部位间隙比较小的情况,植入种植体可能损伤到邻近牙齿牙根时,医生应事先告知患者这种可能性及风险大小,做到知情同意;对于可以预见到会伤及邻牙牙根的情况,可以寻求正畸医生的帮助(见下图)。

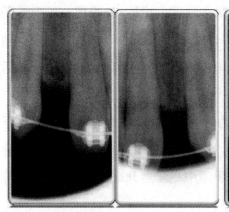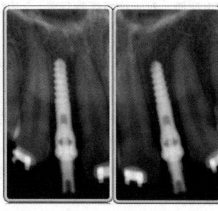

种植前正畸矫正邻牙　　　　　　　　正畸后种植体植入

76　种植牙手术有无麻醉风险?

　　种植牙手术是在局部麻醉下进行的,对普通麻醉药物不过敏的患者,理论上是没有风险的。但只要使用了麻醉药及外科手术治疗,对过敏体质患者肯定存在风险,关键是如何去避免风险。这就取决于两个方面:一是医师技术,二是患者体质。成功有效的沟通是降低风险的方法之一。

◆◆ 趣味讲述：种植牙技术与材料的基本知识 ◆◆

种豆得豆，种瓜得瓜，种植牙不是"种牙得牙"，因为种的不是牙，是"牙根"，"牙根"在医学上叫种植体。

种植义齿种的不是真牙，而是纯钛或者钛合金的种植体，是人工的牙根，再在人工牙根上做牙冠。

采用人工种植体植入颌骨获取固位支持的修复体，其结构主要包括三部分：种植体、基台、上部修复体，种植体承担固位支持和合力传导功能，基台及上部修复体起到恢复咀嚼、美观、发音功能的作用，两者功能协调，从而构成了人类的第三副牙齿。

（1）种植体：通俗来说就是种植牙的人工"牙根"，是植入骨组织的结构，起类似于天然牙根的作用，支持、传导、分散咀嚼力。

（2）基台：位于种植体𬌗方，穿过牙龈暴露于口腔，是连接种植体和上部修复体的结构，与种植体之间依靠中央螺丝固定连接，是上部修复体的附着结构，为上部结构提供固位、支持，并使之稳定地行使功能。

（3）中央螺丝：是连接种植体与基台的重要结构，贯穿基台与种植体上段，将其连接成一体，同时有着重要的应力释放等力学功能。

（4）上部修复体：恢复牙冠的外形及功能。

（5）愈合帽：利用螺纹旋入并固定于种植体体部，起暂时覆盖种植体体部与基台相衔接的孔的作用，在第二期手术中被撤除。

（6）牙龈成形器：当种植体与周围骨组织形成整合后，须进行第二次手术，以充分暴露种植体上缘。牙龈成形器是为了保证周围牙龈组织的良好愈合，并形成适于后期修复的牙龈形态，根据局部牙龈厚薄正确选择安装于种植体上部的结构。

77 种植牙的材料有哪些？

目前种植牙的材料主要有以下几种类型。

（1）陶瓷材料类：包括生物惰性陶瓷、生物活性陶瓷、生物降解性陶瓷等，具有机械强度高，耐腐蚀，无刺激和毒性，与组织相容性好等特点。目前临床上也在使用。

（2）碳素材料类：包括玻璃碳等。优点是这类材料在生物体内有较高的稳定性，无生物降解作用。

（3）金属与合金材料类：包括金、316L 不锈钢（铁－铬－镍合金）、铸造钴铬合金、钛及钛合金等。其优点是强度高、刚性好，但生物机械适应性和组织适应性较差。

（4）高分子材料类：包括丙烯酸酯类、聚四氟乙烯类等。某些高分子材料与人体结构中的天然高分子有较近似的化学结构，但易被生物体降解并有刺激性。

（5）复合材料类：以上两种或两种以上材料的复合，如金属表面喷涂陶瓷等。人体牙齿往往是包含着有机物和无机物的复杂成分的复合体。

上述单一材料由于受到单一结构的限制，往往不能满足生物体的要求，因此复合材料的应用已日趋广泛。如碳涂层金属复合材料、多孔涂层氧化铝材料等，相互取长补短，使性能更为完善。

78 常用的种植牙材料是什么？有什么优点？

目前口腔种植体常用的材料主要是纯钛及钛合金、生物活性陶瓷及一些复合材料。纯钛种植体应用之广泛，是其他任何金属所不能比拟的，这与钛诸多的优良特性分不开。其主要有以下显著的优点。

(1)金属纯钛质轻,弹性模量与骨相似,对振动的减幅力大,硬度、极限抗拉(张)强度、屈服强度和疲劳强度均高,其抗腐蚀性和疲劳极限亦高。

(2)钛的钝化性能极好,能在体液中迅速氧化,表面形成一层薄的、致密的、难溶的有晶体结构的氧化膜(TiO_2)。

(3)由于氧化膜的保护,金属继续氧化的速度减慢,使其有很好的耐腐蚀性,与人体有很好的生物相容性和生物力学适应性。

(4)钛与人体骨组织的生物相容性较好,在体内稳定性好。种植手术的成功与材料自身条件、医生操作密切相关。

79 人工牙龈有何作用?

人工牙龈是一种黏度较高的硅橡胶类口腔修复材料,有一定弹性,用于工作模型中复制替代体周围的牙龈组织,可以从模型上反复取下和复位,有助于技工检查修复体是否与替代体严密吻合,确定修复体颈部金属圈的高度及边缘位置。

在确定印模准确、取模柱无松动移位后,先在准备放置人工牙龈的位置喷涂分离剂,然后将人工牙龈材料用注射器注射在替代体周围,高度约2 mm,注射时避免注射到邻牙区。注射完成后,用浸酒精的棉球压平表面,并用尖刀修整边缘,形成45°斜面,近远中面形成上窄下宽的外形。修整之后灌模。

80 什么是基台?基台有哪些种类?

基台是上部修复的一部分,以螺丝固定于种植体上,其上部连接冠、桥、精密附着体等修复部件。连接基台时,必须紧密连接并用扭矩扳手将基台牢固固定于种植体上,临床上可拍 X 光片确认。基台有多种分类方式。

(1)根据种植体与基台的连接方式不同,基台分为外连接和内连接两大类。外连接是指种植体顶端凸起与基台底部凹入的部分相连,以六角、八角和花键的形式稳定基台防止旋转。其凸起高度受到龈𬌗距离的限制,所以其防旋转及支持作用均弱于内连接。内连接是指种植体顶端凹入而基台底部凸起的连接方式,采用多棱角如内三角、内六角、内八角等防止旋转,也可以通过特定的锥度在轴面上产生足够的摩擦力形成自锁稳定效果。近年来,内连接因连接稳定性和美学效果优势而日趋流行。

(2)根据基台长轴与种植体长轴的位置关系,基台可分为直基台与角度基台。尽管角度基台可以纠正种植体植入位置的偏差,但基于生物力学的考虑,在制订治疗计划时不建议以角度基台为第一选择。

(3)根据基台与修复体的连接方式基台还可分为螺丝固位基台和黏结固位基台。螺丝固位基台的优点是可拆卸,但对修复部件精密度要求高,加工过程复杂。黏结固位基台加工过程与常规冠修复类似,技工加工比较简单,但不易拆卸,且拆卸后只能重新制作。为了便于维护,建议在不影响美观的情况下选择易于拆卸的设计。

81　全瓷种植修复有哪些优点?

全瓷种植修复是无金属瓷修复的统称,主要有以下显著优点。

(1)全瓷冠桥的美学效果好。

(2)牙龈美学效果好:全瓷基台的应用可以使牙龈不透或少透出金属颜色,特别是当牙龈较薄时,不会透出或少透出金属颜色,具有良好的美学效果。

(3)修复体边缘位置较理想:瓷基台的应用,可以使冠桥的颈缘设计位于龈下 0.5 mm 或齐龈甚至龈上，粘接后容易去除多余的黏合剂，有利于种植体清洁维护。

（4）个性化瓷基台符合临床情况，提高美学效果：个性化瓷基台可以按照临床情况设计，特别是穿龈轮廓可以更符合临床情况，提高美学效果。个性化瓷基台的肩台可以设计加工得较宽，对冠有更好的支撑，减少修复体破损的风险。

（5）一体式基台冠相对修复空间减小：因为一体式基台冠只需要一层修复空间，较常规的全瓷修复对修复空间需要明显减少。

（6）一体式基台冠利于种植体周围的维护与健康：因其只有一个粘接间隙，并且是口外粘接，粘接间隙容易清洁、抛光，所以一体式基台冠表面易于清洁。

（7）全瓷材料组织相容性好，有利于种植体周围组织健康。

82　种植牙会不会发生疼痛？

自体牙齿痛的原因是牙齿内及牙周组织有神经，当牙髓感染发炎或者创伤时会引起疼痛的感觉。

正常牙齿的牙冠部由外往内分层是牙釉质、牙本质、牙髓，而牙根部由外往内分层是牙骨质、牙本质、牙髓。牙釉质是第一层牙冠表层的硬组织，也是人体最硬的组织，表面没有神经，所以有人用牙齿咬瓶盖也不痛。牙本质是第二层，当牙釉质及牙骨质龋坏后，牙本质暴露，会造成神经的敏感，牙髓暴露就会疼痛难忍。牙根与颌骨通过血管和神经相连，所以牙根发炎也会引起疼痛，严重的时候牙齿会松动。

因为种植牙没有这三层结构，所以不存在磨损和疼痛的问题。但种植牙的根是与颌骨结合在一起的，口腔卫生差或使用不当，会造成种植牙松动，可能引发炎症，继而引起疼痛。

83 种植手术后，可以马上戴义齿或临时义齿吗？

一般手术后 2 周内非特殊需要，应尽量不戴修复体。因为各种因素必须戴修复体的患者，也只能戴临时的美观性修复体，不能戴功能性修复体，避免压迫创区。拔牙后即刻种牙的患者，术后 3 个月内不宜用种植牙咀嚼过硬食物。通常说的种植牙过程是指种植的一期过程，一期过后 3 ~ 4 个月还需要做二期手术，之后再取模、制作、试戴，最终得以修复。

84 种植修复前为何要制取牙齿模型？

种植牙是"外来户"，毕竟是假牙，要做到"以假乱真"就必须与真的极其相似，所以要先取口腔模型——实际就是"口腔搬家"，把患者口腔的牙齿方向、牙龈状况全搬到模型上供医生设计参考。

模型可以弥补口腔内一般检查的不足，方便医生仔细观察牙的位置、形态、牙体组织磨耗印迹及详细的关系，制订治疗计划和设计修复体等。

设计过程是根据研究模型上患者口腔内的细节，制订种植手术方案和修复的设计方案，预判最终修复效果，能帮助医生和患者沟通。医生根据模型，明确上下颌颌位关系、类型等，了解缺牙区牙槽嵴形态、缺牙间隙的近远中向和𬌗龈向距离、邻牙的位置关系等因素。

制取这种牙齿模型是为了得到以下信息。

（1）颌位关系是否正常。

（2）确定上下牙列的正中𬌗关系，有无咬合干扰及早接触点。

（3）缺牙数目、部位、缺牙间隙的牙龈距及近远中距、缺牙区牙槽嵴表面软组织形态。

（4）邻牙和对殆牙情况：有无倾斜、伸长、扭转、牙体缺损、磨耗等。

（5）确定修复方案、固定还是活动修复、基桩与上部结构的连接方式、是否需要过渡义齿修复等。

（6）确定种植体植入数目、植入位点、预估种植体的直径和长度、设计手术方案（是否需要软硬组织增量）。

◆◆　趣味讲述：种植牙选择的知识　◆◆

　　患者做种植牙一定会考虑选医院、选医生、选品牌。与一般牙齿修复相比，种植牙算"高消费"，但与其他手术费用相比，又算普通。目前牙种植市场尚显混乱，无论是公立医院还是民营口腔诊所几乎都开展了这类手术。患者需要考虑：医生水平够吗？诊所消毒、无菌条件够吗？设备如何？后续治疗、护理条件如何？前已述及，牙种植手术不是一桩小事，前前后后花费的时间至少要三个月以上。所以，选对了医生还要考虑这家诊所是否具备开展牙种植手术的条件。还要关注该诊所是否有无菌手术室或专门用于种植牙的工作间，该房间是否进行规范的消毒，其手术器械和设备是医院设备还是由厂家提供的，等等，一系列的问题。

85　种植牙的价格与种植体是否有相关性？

　　答案是肯定的。问题是您愿意选择去怎样的医疗机构进行种植修复。正规医院的种植材料货真价实，政府批准只有口腔医院才能开展种植牙手术。一些小诊所未经政府主管部门批准是不允许开展种植牙医疗项目的。

目前国内种植牙价格在 1 万 ~ 2 万元一颗。影响价格的因素主要有以下几点。

(1)种植牙品牌：品牌是影响种植牙价格的因素，不同的品牌，价格有明显的差异。种植系统多产自欧美，基台材料和上部牙冠材料也有很多种类可供选择。

(2)医生的技术水准：经验丰富、临床技术精湛的医生做出来的种植牙其临床保存率更可靠。手术费用也会高一点。

(3)种植牙术后护理：种植牙术后护理对种植成功影响很大，种植的费用里常常包括了长期细致的护理费用。当然有的护理是免费的，有些特殊的护理就不是免费的了，不同的服务有不同的价格。

(4)医疗机构的品牌：省级医院的收费与市级、县级、民营医院的收费标准是不一样的。

86 患者应怎样认识种植体的品牌？

目前全世界范围拥有注册许可证的种植体品牌繁多；而国内常用的也有二十余种，价格从几千到几万元不等。对于应该选择什么品牌的种植体，笔者认为应选择适合你的。

通过种植牙恢复缺失的牙齿，主要是依靠植入到颌骨内的种植体来支持上部的牙冠。现在临床上使用的种植体多由纯钛加工而成，它能与骨组织产生良好的骨结合，从而为上部牙冠提供牢固的基础。

临床上医生往往会推荐好几种种植体，但对于患者而言能感受到的只是价格的不同，而并不清楚其中各品牌种植体之间的差异。从国内情形来看，欧美品牌及韩国品牌占据了牙种植的主导地位，国内合资及国产品牌也正在迅速崛起。价格方面欧美一线品牌相对较高，其次是韩国品牌，再次则是一些国内合资及国产品牌。

大品牌的优势在于科技研发实力雄厚,产品不断更新换代,临床观察时间长,修复形式多样化,例如最新产品往往代表了种植体设计、加工的最新理念,同时各个品牌在其规格尺寸、种植体设计及表面处理方面又各具特色。

单从价格上来看,Nobel 和 Straumann 价格是最高的,其他品牌价格相对低些,经济不太宽裕者或者后牙修复者可以考虑。至于上部修复形式则可以根据自己的经济实力加以选择。

根据患者自身颌骨解剖条件,医生通常会重点推荐几类比较切合患者实际条件的种植体,患者可根据自身经济条件、就诊时间等因素,选择适合自己的种植体。

87　做种植牙对工作环境有要求吗?

做种植牙的外科操作部分必须严格遵循无菌原则,必须在专门的手术室内进行,必须保证手术区域和种植体不受污染,一旦发生感染,种植牙手术即会失败。所以做种植牙必须在严格消毒的手术操作间完成。

88　任何医疗机构都可以开展种植牙治疗吗?

不是。国家卫生健康委员会(卫健委)在 2013 年发布《关于印发口腔种植技术管理规范的通知》中明确规定,开展种植牙治疗的医疗机构必须有卫生行政部门核准登记的口腔科诊疗科室,房屋建筑面积与功能划分符合《医疗机构基本标准》的基本要求,必须有用于口腔科种植外科诊疗的独立诊疗间,必须有口腔种植动力系统、种植外科器械、口腔锥形束 CT 影像诊断设备及诊断能力,口腔种植器械消毒必须符合《医疗机构口腔诊疗器械消毒技术操作规范》要求。

89 做种植牙一定要签署知情同意书吗?

是的。做种植牙之前,医患双方一定要签署知情同意书。因为种植牙修复缺失牙是可选择性治疗方法,医生有义务告知患者缺牙情况,修复的方法、种类、优缺点,所需费用和时间;患者有权利自行决定是否接受种植牙。

90 在种植"牙根"之后、装戴牙冠之前,缺牙的位置是不是一直空着?

植入种植体后,在等待最终修复体之前,因为美观、发音、咬合等需要,常制作种植过渡义齿,也称种植暂时性义齿。其作用有以下几点。

(1)过渡义齿具有一定的咀嚼功能,能暂时满足患者的咀嚼要求;可以修复缺失的前牙或后牙,以保持美观;可恢复患者的发音功能。

(2)过渡义齿具有维持和稳定作用:保持缺牙间隙,保持殆面的稳定性,防止邻牙倾斜或移位,以及对殆牙的伸长,保证修复间隙稳定。

(3)过渡义齿有利于恢复或重建咬合关系:使用种植过渡义齿建立新的咬合关系或咬合垂直距离。

(4)过渡义齿有提供诊断信息的作用:可提供美学、形态、位置等一系列参照数据或信息。使得将要进入口腔的种植义齿达到理想的人工牙形态、排列位置和最佳美观效果。

91　种植覆盖义齿适合什么条件的患者?

种植覆盖义齿是指种植体和黏膜共同支持的覆盖义齿。这种修复方法需要的种植体数目较少,通常下颌需要 2 枚,上颌需要 4 枚,比较适宜以下条件的患者。

（1）全口或半口牙列缺失,不愿使用或不能耐受活动义齿者;以往有传统义齿修复的经历,希望进一步改善修复体功能者。

（2）患者的全口义齿因牙槽嵴重度吸收固位不良,常规措施无明显效果者。

（3）颌间距离过大或过小,不适于进行固定修复者。

（4）患者身体或经济条件不允许植入多枚种植体,但口腔局部条件良好,颌骨密度尚可,牙槽骨高度和宽度允许植入 2~4 枚种植体者。

（5）口腔黏膜正常,附着龈足够多,种植区及义齿基托覆盖的黏膜无红斑、白斑、扁平苔藓等黏膜病变者。

（6）特别适合于对𬌗为天然牙的全口义齿者。

（7）符合种植条件的牙列缺失患者,其牙槽嵴的软、硬组织缺损严重,需要用义齿的唇侧或颊侧翼基托恢复唇或颊丰满度时。

92　种植牙手术大概是个什么样的过程?

只有在进行完患者的全身检查,排除一些可能引起严重并发症的全身性疾病之后,比如心脏病、高血压、糖尿病等;再根据局部检查及影像检查的结果,经过医生详细的术前分析、术前治疗设计后才能进入到种植牙手术阶段。

种植牙手术第一步是进行患者口腔内及颜面部的消毒。口腔内消毒一般采用复方氯己定含漱液等含漱的方法;颜面部主要是利用碘剂消毒;然后铺上手术专用高压蒸汽灭菌的洞巾,严格遵循外科手术无菌操作原则。第二步是麻醉,通常采用局部麻醉方式进行充分麻醉,以保证术中患者无痛。第三步是种植牙(见下图)。首先将牙龈小范围切开并翻起,充分暴露缺牙区牙槽骨,保证整个手术过程中视野清晰。之后利用与种植体品牌相配套的、特定的种植体工具按一定顺序、参数在颌骨上制备种植体窝洞,然后将人工牙根(种植体)植入到备好的窝洞内。再将牙龈复位,缝合固定。最后进行局部的止血及清理。通过拍摄 X 线片确认种植体位于颌骨内正确的三维位置,医生交代术后注意事项,7~10 天后拆线。

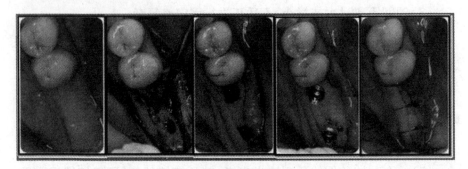

种植牙手术照片

93 种植牙手术需要多长时间?

种植牙手术一般需要多长时间呢?凡是想要做牙种植手术的患者都对此有疑问。

整个牙种植手术所需要的时间跟许多因素有关,比如拟植入的种植体数量、缺牙区的颌骨解剖条件以及种植医生的熟练程度等。如果选择一位临床工作经验丰富、技术操作较熟练的医生,且颌骨解剖条件比较好,单颗牙种植手术大概在30分钟内能够完成;种植两颗牙大概需要45~60分钟;以此类推。

若颌骨解剖条件欠佳,需要通过植骨等附加手术来恢复颌骨骨量,牙种植手术时间会相应延长。如只需要植入少量骨粉来引导形成新骨,一般会增加20~30分钟的手术操作时间;而如果颌骨缺损的范围较大,需要从患者自身获取一定量自体骨,手术时间通常会需要60分钟左右;对于一些更复杂的病例,比如需获取患者髂骨等,手术时间会延长1~2小时。

总之,每个人的情况不一样,牙种植手术所需要的步骤也不一样,每位患者的牙种植手术时间也会长短不一。

◆◆　趣味讲述:种植牙的过程　◆◆

种植牙形象地说是在口腔里牙列中添了一个新伙伴。手术比拔牙的小,如果说拔牙是"下岗",种植牙则是"引进"。种植是分两步走的,第一步是在口腔的牙槽骨上种上种植体,3~6个月后种植体与牙槽骨结合,情况如何,通过拍片证明,结合好后再进行第二步手术。第二步是做牙冠。

94　刚做了种植牙,要怎么护理呢?

(1)手术后当天,应吃半流质或全流质食物,避免食用过热、过硬食物,不用手术区的牙咀嚼食物。如果是拔牙后即刻种牙修复,术后3个月内不宜用种植牙咀嚼过硬食物。要戒烟、酒及刺激性食物。适当补充钙制剂,增加高钙食品、维生素的摄入量。

（2）术后 48 小时内局部冷敷，48 小时后可改为局部热敷。24 小时内不能刷牙，以免刺激伤口，减少吐口水次数。注意保持口腔卫生，每天早晚坚持刷牙一次，饭后用漱口水含漱数次，防止伤口感染。

（3）减少手术区周围肌肉的运动，手术后的 3 个月内尽量不要大笑、频繁讲话等，以防腮部过度运动而出现伤口撕裂。

（4）经常观察种植体及创口的情况，一旦发现有流血及大量血块，应及时向医生反映，尽快解决。

缝合伤口的线是可吸收的，一般不需要拆线，但是如果觉得不方便，术后 1 周复查伤口情况，2 周来院拆线。

95 种植牙何时能做第二步？要注意什么？

（1）一般第一次手术后的 3～6 个月后可做第二步手术，具体时间要看种植体与牙槽骨结合的情况，可以拍片查看。

（2）二期术后的注意事项与一期的一样，当天避免吃过热、过烫、过硬的食物，避免频繁吐口水，减少伤口渗血，每天用漱口水漱口 6～8 次，早晚刷牙，2 周后拆线。二期做完后可以看见口内有个金属小台子，每天要把它刷得亮亮的，如果有松动，要及时去医院将其拧紧。

（3）二期手术后 2 周去医院拆线取模型，模型取完后，要 15 天左右才能戴牙。假牙是送到加工厂定做的，时间会比较长，在等待期间，每天应该继续早晚两次刷牙，养成良好的口腔清洁习惯。

96 种植牙需要经常检查和护理吗？

需要的。日常的刷牙只是把牙表面的食物残渣和软垢去除掉，但由于刷牙的时间、手法和方法不当,还是会形成牙结石和牙菌斑,这时候就需要去医院复诊了。戴牙后一年内,骨重建活跃,应在一周、一个月、三个月、半年、一年各复查一次,之后可以每半年或一年到专科医院进行检查,检查内容包括冠是否完整,咬合关系是否有变化,口腔卫生情况,菌斑累积情况,牙龈是否有炎症,记录牙周袋深度,种植体骨吸收情况等。同时可以进行洁治,及时清除常规刷牙去不掉的菌斑和结石。同时还要请医生定期检查种植牙的连接部分是否松动。因为种植牙的牙冠和牙根是以一个螺丝固定的,长时间咬东西,会使螺丝松动,如果发现异常,医生可以及时纠正。

种植牙的精心呵护过程也是预防口腔疾病的过程,要学会正确使用和保护种植牙,这样才能最终确保种植牙的完全成功。

97 种植牙手术后会不会很痛苦?

任何有创伤的操作必然会带来手术后一定的不适或疼痛。牙种植手术中一般需要切开牙龈,同时需要在牙槽骨上制备窝洞;虽然现在强调手术的微创性,但不可避免仍然会带来一定的损伤,术后出现些许的不适、疼痛及肿胀都是有可能的。

具体术后反应的程度主要依据手术过程中创伤的大小以及患者对疼痛的敏感度而定。对于一个颌骨解剖条件比较好的病例,只需要单纯植入种植体,其所造成的创伤非常小,术后第二天大多数患者自我感觉有微微胀痛,牙种植部位轻度肿胀,数天后一切恢复正常无任何不适感;对疼痛比较敏感的患者,医生会建议在术后一两天根据自身情况服用止痛药,以免影响睡眠及学习工作。

对于颌骨骨量不足,需要通过植骨或者其他附加手术来恢复骨量的病例,手术创伤会相应大一些,术后颜面部可能会出现肿胀、淤青的情况,一般术后 3~4 天时表现最严重,之后逐渐消散,2 周左右能恢复正常。此时应注意休息,避免过度运动、疲劳,禁止游泳和热水浴。对于此类患者,医生会建议术后 48 小时内采取手术区域冰敷的方式,以减少渗出液和缓解疼痛,尽量减轻肿胀;48 小时后改为热敷,加速淤血消散,有助于消肿。同时对于手术创伤相对较大者,建议术后预防性使用抗生素,术后口服抗生素 3~5 天或者应用静脉滴注给药,防止可能发生的术区感染,并酌情应用地塞米松制剂,减轻术后反应。

98 种植牙手术后会水肿吗?

简单的种植手术后一般不会水肿。但口腔是一个有菌环境,如果发生感染,可能会有肿胀。服用抗生素或用漱口水含漱都可清除。复杂的种植牙手术后水肿是常见的并发症,且与创伤程度和手术时间等相关。水肿会造成不适感,但一般在手术后 3~7 天内消退。

99 造成种植牙烤瓷冠崩瓷的主要原因有哪些?

(1)金瓷结合线位置设计错误:金瓷结合线是烤瓷修复体的薄弱区域,应当设计在正中𬌗 2 mm 范围外。

(2)咬合接触存在高点:咬合接触的设计,应当遵循种植体保护𬌗的原则,咬合调整中应消除咬合高点,防止早接触,达到正中𬌗多点均匀接触,非正中𬌗无干扰。

(3)𬌗力过大:𬌗力过大是导致崩瓷最常见的原因,对于有紧咬牙或夜磨牙习惯的患者,修复前应充分考虑崩瓷的可能,通过改善咬合面的形态设计,减少牙尖斜度与咬合面积等手段减小咬合力对种植修复体的影响。

(4)瓷层局部厚度不足:瓷层局部厚度不足,会直接降低瓷层的强度,金属基底冠外瓷层至少应有 1～1.5 mm 的厚度以保证其强度。过厚也不行,会致不平坦、臃肿。

(5)加工过程可能引起崩瓷的其他因素等。

由咬合设计、加工因素等导致的崩瓷应当重新设计、重新制作修复体;对于有夜磨牙习惯的患者,可以通过夜间佩戴软𬌗垫以防止崩瓷的发生;对于有紧咬牙或者咬合过紧的患者,后牙区尽量选择金属修复体。

100 抽烟对种植牙成功率有影响吗?

目前公认吸烟对天然牙有害,容易造成牙周病。

同样,吸烟对种植牙也是有害的。吸烟会对种植体的正常愈合起一定的抑制作用,具体表现在吸烟可影响骨再生和骨移植,从而影响种植体与骨的结合;另一方面,吸烟容易引起种植体周围炎症。

因此术前半个月到术后三个月应禁止吸烟。

附录 种植牙后口腔自我护理

(1)养成良好的饮食习惯:从软食过渡到普通正常食物(刚开始可以吃面条、软一点的米饭)。避免用种植牙咀嚼硬糖、干果、骨头等较硬的食物,否则天然牙和种植牙都会受到不同程度的磨损,种植牙齿是没有神经和血管的,过度用力咬啃食物很可能造成种植体折断、种植牙冠松动。因为长时间牙缺失,对𬌗的牙齿长时间未行使功能,突然咀嚼较硬东西会有不适感。

（2）注意口腔卫生：种植牙修复完成后，要像爱护天然牙一样，早晚刷牙，保证口腔的清洁环境。配合使用牙线、牙间隙刷、冲牙器效果更佳。选择软毛牙刷、摩擦性比较小的牙膏，也可选用适合的电动牙刷。

（3）控制系统性疾病的发生：因种植体是植入于牙槽骨的，骨的健康状况直接影响其使用寿命，所以要注意系统性疾病（如糖尿病、骨质疏松、营养不良等）的控制。

（4）定期复诊：种植牙后应该定期到口腔医院进行洁牙，去除平时刷牙无法清除的牙结石和牙菌斑，从而维持种植牙的长期清洁和稳定。在定期的复诊中口腔科医生能够及时观察种植牙的使用情况，以及整个口腔的整体健康状况，采取维护措施，保证种植牙和整个牙周的稳定状态。